【祖国医学四大经典之一 回归最真实的中医思想】

TUJIE SHANGHANLUN

图解伤寒论

编著 ● 韦桂宁 李敏

补骨脂
苦、辛,温。归肾、脾经。
补肾壮阳,固精缩尿,温脾止泻,纳气平喘。

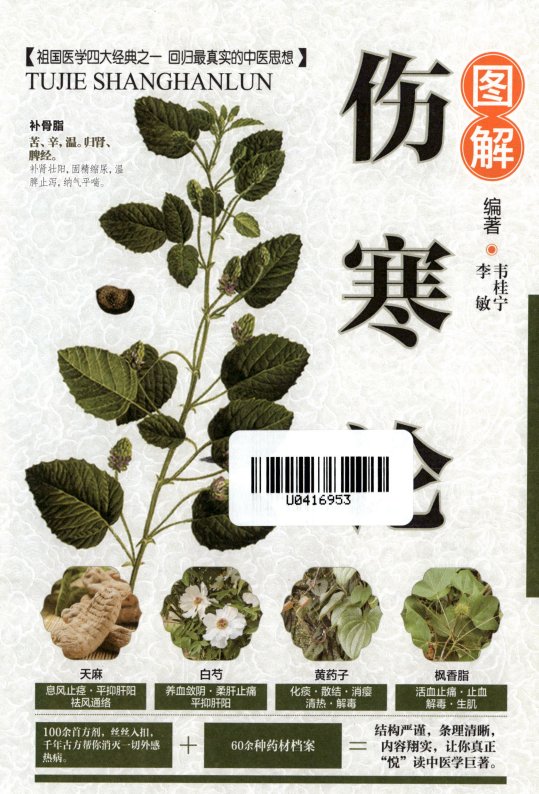

天麻	白芍	黄药子	枫香脂
息风止痉·平抑肝阳 祛风通络	养血敛阴·柔肝止痛 平抑肝阳	化痰·散结·消瘿 清热·解毒	活血止痛·止血 解毒·生肌

100余首方剂,丝丝入扣,千年古方帮你消灭一切外感热病。 ＋ 60余种药材档案 ＝ 结构严谨,条理清晰,内容翔实,让你真正"悦"读中医学巨著。

中医古籍出版社
Publishing House of Ancient Chinese Medical Books

图书在版编目（CIP）数据

图解伤寒论 / 韦桂宁，李敏编著. -- 北京：中医古籍出版社，2017.8
ISBN 978-7-5152-1636-2

Ⅰ. ①图… Ⅱ. ①韦… ②李… Ⅲ. ①《伤寒论》—图解 Ⅳ. ① R222.2-64

中国版本图书馆 CIP 数据核字（2017）第 278717 号

图解伤寒论

编　　著：	韦桂宁　李敏
责任编辑：	于峥
出版发行：	中医古籍出版社
社　　址：	北京市东直门内南小街 16 号（100700）
印　　刷：	北京彩虹伟业印刷有限公司
发　　行：	全国新华书店发行
开　　本：	710mm×1000mm　1/16
印　　张：	14
字　　数：	300 千字
版　　次：	2018 年 1 月第 1 版　2020 年 12 月第 2 次印刷
书　　号：	ISBN 978-7-5152-1636-2
定　　价：	48.00 元

前言

《伤寒论》是一部阐述外感及其杂病治疗规律的中医学巨著,为我国东汉著名医学家张仲景于公元200年至205年所著,在中医药学术发展史上具有举足轻重的地位。张仲景原著《伤寒杂病论》,此书在流传的过程中,经过后人整理编纂,将其中的外感热病内容进行结集,取名为《伤寒论》,原著中的另一部分主要论述内科杂病。全书包括10卷,22篇,载方113首。

本书揭示了寒邪外感疾病的发生、发展、预后及其证治规律,重点论述了人体由于感受风寒之邪而引起的一系列病理变化及进行辨证施治的方法,将病症分为"六经",即太阳、阳明、少阳、太阴、厥阴、少阴六种,发展完善了六经辨证的理论体系,融理、法、方、药于一体,为中医辨证论治的诊疗方法奠定了基础,是中医临床医学的基础。本书被奉为"中医学之圭臬",一直指导着中医临床和学术的发展;书中所记载的方药,配伍严谨,被后世所效法,故被誉为"经方"。因此,本书是继承和发展祖国医学、学习中医者必读的古典医籍。

《图解伤寒论》以明代赵开美刻本为底本,结合目前流传的多种版本,具有以下四大特色:

特色之一,只取原文之"精髓"。

本书在每篇内容的开始,都设置了"原文精选"一栏,主要是筛选出了原文中最能够体现"原著精髓"内容的部分,重在简短。这样方便读者开篇阅读,就能抓住其"要害"之处。

特色之二,"译文"可引领您深入"奥秘"。

在阅读原文的基础上,若再配合译文,不仅会使您对其中的精华理论有一个更加深入的理解,也会帮您进而完成深层次的"挖掘"。

特色之三,"注释"为您理解原文"增色"不少。

其中,不光有单字的注释,还有词的注释,主要是针对那些难以理解或者容易理解错误的字或词。有了它们,会更有助于您在原文理论中"寻踪探宝"!

特色之四,把高深的《伤寒论》方剂学进行系统的归纳,并且突出该书的重要意图——汤证合一的特点,把中医这个传统并且最优秀的方法继承下来。

本书中的方剂添加了方歌、功能主治、用法用量、方解和加减化裁、运用等,详解略说,层次分明,图文并茂,深入浅出,易于效法,以供大家学习和参考。

本书适合中医爱好者及中医临床医生阅读参考。

目录

卷一

辨脉法第一 ………… 2
平脉法第二 ………… 10

卷二

伤寒例第三 ………… 23
辨痉湿暍脉证第四 ………… 40
辨太阳病脉证并治法(上)第五 … 43
桂枝汤方 ………… 45
桂枝二越婢一汤方 ………… 50
甘草干姜汤方　51
芍药甘草汤方　52
调胃承气汤方　53
四逆汤方　54

卷三

辨太阳病脉证并治(中)第六 … 57
葛根汤方 ………… 57
葛根加半夏汤方 ………… 58
葛根黄芩黄连汤方 ………… 59
麻黄汤方 ………… 60
大青龙汤方 ………… 62
小青龙汤方 ………… 63
干姜附子汤方 ………… 67
桂枝加芍药生姜人参新加汤方 ………… 68
麻黄杏仁甘草石膏汤方　69
桂枝甘草汤方　71
茯苓桂枝甘草大枣汤方　71
厚朴生姜甘草半夏人参汤方　72
茯苓桂枝白术甘草汤方　73
芍药甘草附子汤方　74
茯苓四逆汤方　75
五苓散方　76
茯苓甘草汤方　77

— 1 —

栀子豉汤方 ………………… 77
栀子厚朴汤方 ……………… 78
栀子干姜汤方 ……………… 79
小柴胡汤方 ………………… 82
小建中汤方 ………………… 84
大柴胡汤方 ………………… 86
柴胡加芒硝汤方 …………… 87
桃核承气汤方 ……………… 88
柴胡加龙骨牡蛎汤方 ……… 89
桂枝去芍药加蜀漆龙骨牡蛎救逆汤方… 91
桂枝加桂汤方 ……………… 93
桂枝甘草龙骨牡蛎汤方 …… 94
抵当汤方 …………………… 95
抵当丸方 …………………… 96

卷四

辨太阳病脉证并治（下）第七 …99
大陷胸丸方 ………………… 100
大陷胸汤方 ………………… 101
小陷胸汤方 ………………… 102
文蛤散方 …………………… 104
白散方 ……………………… 105
柴胡桂枝干姜汤方 ………… 107
半夏泻心汤方 ……………… 109
十枣汤方 …………………… 111
大黄黄连泻心汤方 ………… 112
附子泻心汤方 ……………… 113
生姜泻心汤方 ……………… 114
甘草泻心汤方 ……………… 115
赤石脂禹余粮汤方 ………… 115
旋覆代赭石汤方 …………… 117
桂枝人参汤方 ……………… 118
瓜蒂散方 …………………… 119
白虎加人参汤方 …………… 120
黄芩汤方 …………………… 122
黄连汤方 …………………… 122
桂枝附子汤方 ……………… 123
甘草附子汤方 ……………… 124
白虎汤方 …………………… 124
炙甘草汤方 ………………… 125

卷五

辨阳明病脉证并治法第八 ………128
大承气汤方 ………………… 132
小承气汤方 ………………… 133
猪苓汤方 …………………… 136
蜜煎导方 …………………… 138
猪胆汁方 …………………… 139
茵陈蒿汤方 ………………… 139
吴茱萸汤方 ………………… 142
麻子仁丸方 ………………… 143
栀子柏皮汤方 ……………… 146
麻黄连轺赤小豆汤方 ……… 147
辨少阳病脉证并治第九 …………149

卷六

辨太阴病脉证并治第十……152
 桂枝加芍药汤方……153
 桂枝加大黄汤方……154
辨少阴病脉证并治第十一……155
 麻黄附子细辛汤方……156
 麻黄附子甘草汤方……157
 黄连阿胶汤方……158
 附子汤方……159
 桃花汤方……159
 猪肤汤方……161
 甘草汤方……161
 桔梗汤方……162
 苦酒汤方……163
 半夏散及汤方……163
 白通汤方……163
 白通加猪胆汁方……164
 真武汤方……165
 通脉四逆汤方……166
 四逆散方……167
辨厥阴病脉证并治第十二……169
 乌梅丸方……171
 当归四逆汤方……173
 当归四逆加吴茱萸生姜汤方……174
 麻黄升麻汤方……175
 干姜黄连黄芩人参汤方……176
 白头翁汤方……178

卷七

辨霍乱病脉证并治第十三……181
 四逆加人参汤方……181
 理中丸方……182
 通脉四逆加猪胆汤方……183
辨阴阳易差后劳复病证并治第十四……185
 烧裈散方……185
 枳实栀子豉汤方……186
 牡蛎泽泻散方……186
 竹叶石膏汤方……188
辨不可发汗病脉证并治第十五……190
辨可发汗脉证并治第十六……192

卷八

辨发汗后病脉证并治第十七……194
辨不可吐第十八……197
辨可吐第十九……199

卷九

辨不可下病脉证并治第二十 …… 201
辨可下病脉证并治第二十一 …… 204

卷十

辨发汗吐下后脉证并治第二十二 … 207
桂枝加葛根汤方……………… 207
桂枝加厚朴杏子汤方………… 207
桂枝加附子汤方……………… 208
桂枝去芍药汤方……………… 209
桂枝去芍药加附子汤方……… 209
桂枝麻黄各半汤方…………… 210
桂枝二麻黄一汤方…………… 210
桂枝去桂加茯苓白术汤方…… 211
葛根加半夏汤方……………… 212
栀子甘草豉汤方……………… 213
栀子生姜豉汤方……………… 213
柴胡桂枝汤方………………… 213
黄芩加半夏生姜汤方………… 215
通脉四逆加猪胆汁汤………… 215

伤寒论

卷一

卷一 辨脉法第一

图解伤寒论

【本篇精华】

1. 阴脉和阳脉的区别；
2. 根据脉象辨明各种病症。

【原文】→【译文】

问曰：脉有阴阳，何谓也？答曰：凡脉大、浮、数、动、滑，此名阳也；脉沉、涩、弱、弦、微，此名阴也。凡阴病见阳脉者生，阳病见阴脉者死。

问：脉象有阴脉、阳脉之分，说的是什么意思呢？答：大体说来，凡脉象表现为大、浮、数、动、滑的，为有余之脉，属于阳脉；凡脉象沉、涩、弱、弦、微的，为不足之脉，属于阴脉。凡阴性病症出现阳脉的，是正能胜邪，疾病向愈，预后良好；凡阳性病症出现阴脉的，是正不胜邪，多属危候。

问曰：脉有阳结①、阴结②者，何以别之？答曰：其脉浮而数③，能食，不大便者，此为实，名曰阳结也，期十七日当剧；其脉沉而迟④，不能食，身体重，大便反硬，名曰阴结也，期十四日当剧。

问：阳结和阴结的脉象有什么区别呢？答：患者的脉象浮而快，能饮食而大便秘结的，名叫阳结，预期到十七日的时候，病情可能会加重；患者的脉象沉而慢，不能饮食而身体重，大便反硬结不通，名叫阴结，预期到十四日的时候，病情可能会加重。

【注释】

①阳结：燥热内结所致的大便秘结。

②阴结：阴寒凝结所致的大便秘结。

③浮而数：轻按即得为浮脉；一呼一吸之间，脉搏跳动六次以上的为数脉。

④沉而迟：重按即得为沉脉；一呼吸之间，脉搏跳动三次的为迟脉。

问曰：病有洒淅恶寒①，而复发热者何？答曰：阴脉不足，阳往从之，阳脉不足，阴往乘之。曰：何谓阳不足？答曰：假令寸口脉微，名曰阳不足，阴气上入阳中，则洒淅恶寒也。曰：何谓阴不足？答曰：尺脉弱，名曰阴不足，阳气下陷入阴中，则发热也。

问：有一种患者既有恶寒，又有发热症状的病症，这是什么原因呢？答：阴不足则阳气得以乘之，所以发热；阳不足则阴气得以乘之，所以恶寒。问：阳不足是什么？答：以脉为例，假如

寸口脉微，为阳不足，阳虚则阴气乘之，阴盛则寒，就出现如凉水洒在身上般畏寒的症状。问：什么叫阴不足呢？答：尺部脉弱，为阴不足，阴不足则阳气乘之，阳盛则热，所以就会发热。

【注释】

①洒淅恶寒：形容恶寒如冷水洒到身上。

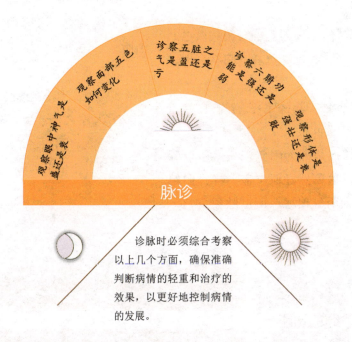

阳脉浮，阴脉弱者，则血虚，血虚则筋急也。其脉沉者，荣气①微也；其脉浮，而汗出如流珠者，卫气②衰也。荣气微者，加烧针③则血流不行，更发热而躁烦也。

患者寸脉浮，尺脉弱的，是阳气浮于外，阴血虚于内。卫阳衰虚而不能外固，故汗出如流珠；阴血亏虚不能濡养筋脉，故产生筋脉挛急。若患者脉沉的，是营气衰弱。营气衰弱的人，若再用烧针治疗，就会更伤营阴、更助阳热，产生发热和躁扰心烦的变症。

【注释】

①荣气：荣气即营气。血液循环功能。

②卫气：卫外的功能。

③烧针：温针、火针、燔针。针刺入穴，用艾绒缠绕针柄燃烧，使热气透入，叫作烧针。

脉蔼蔼①如车盖者，名曰阳结也。一云秋脉。

脉累累②如循长竿者，名曰阴结也。一云夏脉。

脉瞥瞥③如羹上肥④者。阳气微也。

脉萦萦⑤如蜘蛛丝者，阳气衰也。一云阴气。

脉绵绵⑥如泻漆之绝⑦者，亡其血也。

阳结症是因为阳气偏盛，所以脉象浮数，蔼蔼然好似车盖一样；阴结症是因为阴气偏盛，所以脉象沉迟，累累然好似摸着长竹竿一样。脉象虚浮好像菜汤上漂浮的油脂，这标志着阳气虚微；脉象微弱如同旋绕的蜘蛛丝一样，这标志着阳气衰竭；脉象绵软，前大后细，犹如倾倒油漆时，油漆将终了的样子，这是血液大虚的征象。

【注释】

①蔼蔼：形容盛大。

②累累：形容强直而连连不断。

③瞥瞥：形容虚浮。

④羹上肥：形容如肉汤上漂浮的油脂。

⑤萦萦：形容纤细。

⑥绵绵：形容连绵柔软。

⑦泻漆之绝：绝，落也。泻漆，谓漆汁下泻。泻漆之绝，形容脉象如倾泻漆时漆汁下落前大后小、连绵柔软。

脉的功能
- 运行气血 → 水谷精微，通过血脉输送到全身，为全身各脏腑的生理活动提供充足的营养。
- 传递信息 → 脉象成为反映全身脏腑功能、气血、阴阳的综合信息，是全身信息的反映。

脉来缓①，时一止复来者，名曰结；脉来数，时一止复来者，名曰促。脉阳盛则促，阴盛则结，此皆病脉。

脉搏跳动缓慢，时而停止一下又复跳的，叫作结脉。脉搏跳动急促，时而停止一下又复跳的，叫作促脉。脉促是阳盛所致，脉结是阴盛所致，皆为有病的脉象。

【注释】

①脉来缓：脉搏的至数缓慢。

脉浮而紧者，名曰弦①也。弦者，状如弓弦，按之不移也。

脉紧者，如转索无常也。

脉浮而紧张有力，称作弦脉。之所以名弦，是因为其形状与弓弦相似，但是按之不移动；如果按之移动形如转索一样，那就不是弦脉而是紧脉了。

【注释】

①弦：脉如弓弦之劲急端直。

脉弦而大①，弦则为减，大则为芤②，减则为寒，芤则为虚，寒虚相搏，此名为革③，妇人则半产漏下，男子则亡血失精。

脉象弦而大，弦而中取无力，即为阳气衰减的征象；大而中取无力，实即芤脉，为血虚的表现。阳气衰减生寒，血虚则脉芤，弦芤并见，这就叫革脉。见此脉的妇女，多是流产或崩漏下血之后；男子如见此脉，多有失血或失精的疾患。

【注释】

①大：脉形粗大。

②芤：脉浮沉有力。中取无力，状如葱管，叫作芤脉。

③革：脉浮而且大，举之劲急有力，按之不足，外坚而中空，状如鼓革。

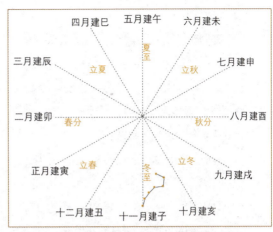

问曰：病有战而汗出，因得解者，何也？答曰：脉浮而紧，按之反芤，此为本虚，故当战而汗出也。其人本虚，是以发战，以脉浮，故当汗出而解也。若脉浮而数，按之不芤，此人本不虚，若欲自解，但汗出耳，不发战也。

问：有些病症先发寒战，既而汗出，病就随之而愈，这是什么道理？

答：脉象浮而紧，当是兼有表证，但按之中空，这是正气本虚，是以汗出之前发生颤抖。脉浮是邪势向外，所以应当汗出而解。假使脉象浮而数，按之不空，这样的患者，正气本来不虚，只要汗出，表邪自解，出汗之前是不会发抖的。

问曰：病有不战而汗出解者，何也？答曰：脉大而浮数，故知不战汗出而解也。

问：也有的患者并没发寒战，病就自然随汗出而愈了，这又是什么道理呢？答：此类患者脉象大而浮数，表明正气旺盛，足可驱邪，故可知不发寒战就可汗出而愈。

问曰：伤寒三日，脉浮数而微，患者身凉和者，何也？答曰：此为欲解也，解以夜半①。脉浮而解者，濈然汗出也；脉数而解者，必能食也；脉微而解者，必大汗出也。

问：患伤寒三天的患者，脉象浮数而微，不发热而身上凉和，这是什么原因呢？答：这是病即将痊愈的征兆，病解的时间，大概在半夜。若脉浮而病解的，为正气驱邪于外，故应全身畅汗而病解；脉数而病解的，为胃气旺盛，患者应当能饮食；脉微而病解的，是病邪已衰，故一定会出大汗而病愈。

【注释】

①解以夜半：病解的时候在半夜里，因半夜子时是阳生的时候。

问曰：脉病①欲知愈未愈者，何以别之？答曰：寸口、关上、尺中三处，大小、浮沉、迟数同等，虽有寒热不解者，此脉阴阳为和平，虽剧当愈。

问：临床诊察疾病，要想预断它的预后如何，应当怎样鉴别呢？答：就脉象来说，如寸、关、尺三部的脉象大小、浮沉、迟数相等，虽然寒热的症状还没有解除，但这种脉象为阴阳和平的表现，由此可知，病虽严重，也是能够痊愈的。

【注释】

①脉病：脉，诊察的意思。脉病，就是诊察疾病。

师曰：立夏脉洪大，是其本位，其人病身体苦疼重者，须发其汗。若明日身不疼不重者，不须发汗。若汗濈濈自出者，明日便解矣。何以言之，立夏脉洪大，是其时脉，故使然也。四时仿此。

老师说：患者在立夏出现洪大脉，为夏令本应见的脉象。此时，若患者出现身体疼痛重，必须用发汗法治疗；若第二天身体已经不疼重了，则无须再发汗了；若全身畅汗者，第二天病就会解除。这是什么道理呢？因为立夏季节见脉象洪大，是夏令本脉。脉能应时，表示正气充足，能够顺应时令变化，故知道病当痊愈。其他季节的脉象也可依此类推。

寸口脉，浮为在表，沉为在里，数为在府，迟为在脏。假令脉迟，此为在脏也。

寸口脉浮的为病在表，脉沉的为病在里，脉数的为病在腑，脉迟的为病在脏。若有迟脉出现，即病在脏。

趺阳脉①浮而涩，少阴脉如经②者，其病在脾，法当下利。何以知之？若脉浮大者，气实血虚也，今趺阳脉浮而涩，故知脾气不足，胃气虚也；以少阴脉弦而浮才见，此为调脉，故称如经也。若反滑而数者，故知当屎脓也《玉函》作溺。

趺阳脉浮而且涩，少阴脉如常的，这是病变在脾，照理应当发生下利。怎么知道的呢？如果脉浮而大，则是气实血虚，现在趺阳脉并不浮大，却是浮涩而不畅，因而知道为脾胃气虚。因为少阴脉弦又现浮象，乃调和无病之征，所以说少阴脉如常。如果反见脉滑而数，则为火热内伤经脉，将发生便下脓血。

【注释】

①趺阳脉：足背部的动脉，在第二、第三跖骨之间，相当于冲阳穴部位。

②少阴脉如经：经，正常也。少阴脉如经，指少阴脉如常，没有变化。

寸口脉浮而紧，浮则为风，紧则为寒，风则伤卫，寒则伤荣，荣卫俱病，骨节烦疼，当发其汗也。

寸口脉浮而紧，浮为风邪外受，紧为寒邪外束，浮紧并见，为风寒侵表之象。卫气就会被风邪所伤，而营气则会被寒邪所伤。营气、卫气皆病，骨节疼痛就会出现，这是风寒袭表，经气不畅所致，所以应当采用发汗法治疗。

师曰：患者脉微而涩者，此为医所病也。大发其汗，又数大下之，其人亡血，病当恶寒，后乃发热，无休止时。夏月盛热，欲着复衣，冬月盛寒，欲裸其身。所以然者，阳微则恶寒，阴弱则发热，此医发其汗，使阳气微，又大下之，令阴气弱。五月之时，阳气在表，胃中虚冷，以阳气内微，不能胜冷，故欲着复衣。十一月之时，阳气在里，胃中烦热，以阴气内弱，不能胜热，故欲裸其身。又阴脉迟涩，故知亡血也。

老师说：患者脉微而涩的，为医生误治所造成的病变。因误用峻汗药发汗，致阳气虚弱，又多次用峻泻药攻下，又损伤阴液，致阴阳俱虚，故患者畏寒，接着又发热。并且发热畏寒没有休止，夏天天气炎热，却想多穿衣服；冬季天气寒冷，却想裸露身体。这样的原因是，阴阳俱损，阳气衰弱就畏寒，阴血不足就要发热。五月的天气正值盛夏，阳气趋表，里阳微弱，不能胜阴寒，故想多穿衣服；十一月正值冬令，阳气内潜，阴气内弱，不能胜内热，故胃中烦热，意欲裸体减衣。此外，患者尺部脉迟涩，更是营血不足的有力证据。

脉浮而大，心下反硬，有热属脏①者，攻之②不令发汗，属腑③者，不令溲数，溲数则大便硬。汗多则热愈，汗少则便难，脉迟尚未可攻。

脉象浮而且大，心下部反而硬满，如属热结于里的，治疗时不可使用发汗的方法；热邪炽盛的，也不可使用利小便法，因为小便一多，大便就会燥硬。汗出较多则邪有出路，邪去则热退而病愈，反之汗出太少，则邪不得外泄，热邪伤津，也会导致大便困难。

这时可酌用下法治疗，但是如见到迟脉，则不可使用攻下的方法。

【注释】

①属脏：病邪在里的意思。指出"属脏"就意味着病邪深入于里，并不是五脏真有病变。

②攻之：治疗的意思，不可一概认为攻下。"太阳篇"里有"攻表宜桂枝汤"，就是很好的注释。

③属腑：邪热炽盛的意思。古人以大热属胃，不一定是肠有燥屎。张隐庵认为指膀胱水腑，似嫌有悖原意。

趺阳脉浮，浮则为虚，浮虚相搏，故令气，言胃气虚竭也。脉滑则为哕①，此为医咎，责虚取实②，守空③迫血，脉浮，鼻中燥者，必衄也。

趺阳脉浮，浮为虚，虚则胃中不和，胃虚气逆，所以发生气逆而噎塞的症状。如果脉象滑的，为胃虚寒饮内停之象，寒饮上逆，皆会出现呃逆。均为医生误治的过失，他们误用治实症的方法治疗虚症，对于空虚之症，反而使用攻逐实邪法来劫迫阴血，致使胃气虚竭。若脉浮而鼻中干燥的，鼻孔势必出血。

【注释】

①哕：有声无物曰哕，即俗称呃逆。

②责虚取实：把虚症当作实症治疗。

③守空：荣在内为守。"守空"即内守的荣血空虚之意。

诸脉浮数，当发热，而洒淅恶寒，若有痛处，饮食如常者，畜积有脓也。

凡是脉象浮数，应当有发热和像冷水喷洒一样的恶寒。如果有局部疼痛的地方，而且饮食如常，这是蓄积痈脓的征象。

脉浮而迟，面热赤而战惕①者，六七日当汗出而解。反发热者，差迟②。迟为无阳，不能作汗，其身必痒也。

脉象浮而迟，脸上发热潮红，同时全身伴有发冷颤抖的，到六七天时，应当汗出而愈。如果没有出汗，反而发热的，那么就会延迟病愈的日期。这是因为，患者脉象迟，是里阳不足。里阳衰虚，不能蒸化津液做汗外出，邪郁肌表而不得解，所以发热无汗并必伴皮肤瘙痒，所以病愈的时间就必然延长。

【注释】

①战惕：震颤发抖。

②差迟：病愈的日期延迟。

脉阴阳俱紧者，口中气出，唇口干燥，踡卧①足冷，鼻中涕出，舌上胎滑②，勿妄治也。到七日以来，其人微发热，手足温者，此为欲解。或到八日以上，反大发热者，此为难治。设使恶寒者，必欲呕也；腹内痛者，必欲利也。

脉寸部和尺部都呈紧象，同时出现鼻塞流涕、用口呼吸、唇口干燥、身体蜷曲而卧、足冷、舌苔滑等症，为表里俱病，虚实混淆，既有寒邪郁闭肌表，又有阳虚里寒。此时，治当精思明辨，分清表里之偏重，妥善处置，切勿随意乱投药物。若患者畏寒发热，有恶心想吐的感觉，这是表寒偏重，病势偏重于表，治宜解表为主，兼顾其里；若患者腹痛、腹泻，又是里寒偏盛，里证为重为急，治当先救其里，后治其表，或温里解表兼施。病至七八天后，若出现微发热而手足转温和的，即正复邪退、疾病向愈的佳兆；若反而发大热的，为正衰邪盛、虚阳外越的征兆，这时病就比较难治了。

【注释】

①蜷卧：眠卧时身体蜷屈不伸。
②胎滑：苔滑，舌上有腻滑的白苔。

脉浮而滑，浮为阳，滑为实，阳实相搏，其脉数疾，卫气失度①，浮滑之脉数疾，发热汗出者，此为不治。

脉象浮而滑，浮为病在阳，滑为邪气实，阳分邪实太过，脉象又会数急，这时卫气失去循行的常度，浮滑的脉变为数急，并且发热汗出，已成阴液外亡，孤阳独亢之势，这是不治的死症。

【注释】

①卫气失度：卫气失去循行的常度。

伤寒，咳逆上气①，其脉散②者死，谓其形损故也。

伤寒病，咳喘气逆，若见脉形散乱无根，以及大骨陷下等形损之症的，是元气将散、脏气将绝的征象，属于死症。

【注释】

①上气：谓气壅于上，不得下行。
②脉散：举之浮散，按之即无，来去不明而散漫无根，所以叫作"散脉"。

卷一 图解伤寒论 平脉法第二

【本篇精华】

1. 寸部、关部和尺部脉象的特征；
2. 医师诊脉的要点。

【原文】→【译文】

问曰：脉有三部，阴阳相乘，荣卫血气，在人体躬，呼吸出入，上下于中，因息游布①，津液流通，随时动作，效象形容②。春弦秋浮，冬沉夏洪，察色观脉，大小不同。一时之间，变无经常，尺寸参差③，或短或长，上下乖错，或存或亡，病辄改易，进退低昂④，心迷意惑，动失纪纲，愿为具陈，令得分明。师曰，子之所问，道之根源。脉有三部，尺寸及关，荣卫流行，不失衡铨⑤，肾沉心洪，肺浮肝弦，此自经常，不失铢分，出入升降，漏刻⑥周旋，水下百刻，一周循环，当复寸口，虚实见焉。变化相乘，阴阳相干，风则浮虚，寒则牢坚，沈潜水溶，支饮急弦，动则为痛，数则热烦，设有不应，知变所缘。三部不同，病各异端，大过可怪，不及亦然。邪不空见，终必有奸，审察表里，三焦别焉。知其所舍，消息诊看，料度腑脏，独见若神，为子条记，传与贤人。

问：人的脉象有寸关尺三部，是阴阳相互依存、维系的反映。脉的搏动与营卫气血及肺气密切相关。在人体内，营卫气血随呼吸出入、气息的活动而循环上下、敷布周身，故有脉的跳动。人与天地相应，四时气候的变化势必影响到人，故脉随四时而有变化，呈现多种多样的形态。例如春天脉象弦，秋天脉象浮，冬天脉象沉，夏天脉象洪。同时，患者的脉象有大小的区别，即使在一个时间内，也往往变化不定。此外，尺部和寸部脉象可参差不齐，或见短脉，或见长脉；上部和下部的脉象可以不一，有的有脉搏存在，有的脉搏消失。而且，人自生下来，病脉搏就会发生变化，或见脉搏跳得快，或见脉搏跳得慢，或见脉浮，或见脉沉。这些都容易使人心迷意惑，动辄就丢掉纲领，请老师详加陈述，以便清楚明白。

老师答：你所提到的，正是医道中的根本问题。脉有三部，就是寸关尺。营卫、气血的流行，如尺之量长短，秤之称轻重，准确无误。故肾脉沉，心脉洪，肺脉浮，肝脉弦，此为各脏正常的本脉，不会有丝毫差错。随呼吸出入，人体营卫之气流行，按漏刻时间循环周身。漏刻中水下百刻，则循环一周。因此，按寸口之脉，即可察人体虚实，观病情的变化，明阴阳的偏盛偏衰。若感受风邪，则脉象浮虚，感受寒邪则脉象牢坚，沉伏之脉主水饮停蓄，急弦之脉是支饮为害，动脉主痛，数脉主热甚。若脉不相对应于病症，需了解其变化的根源。寸关尺三部的脉象不同，疾病也就相异。脉搏太过是病态，不及也是病态。总之，邪气不是空无所见的，如果穷究其源，必能找到病变根本。因此必须审察病在表，还是在里，分辨在上焦、中焦，还是下焦，明确邪气所侵犯的部位，诊察推断脏腑的盛衰。若掌握了这些，就会有独到、高超的见解。为此，分条记述如下，以此传给那些有知识的人。

【注释】

①因息游布：借气息活动，精华物质得到游行输布。

②效象形容：仿效物象描述脉的形状。

③参差：长短不齐。

④进退低昂：脉象有快慢高低之异。

⑤衡铨：古代量轻重的器具，这里喻作正常法度。

⑥漏刻：是古代计时的水器，百刻为一昼夜，约合现代的二十四小时。

师曰：呼吸者，脉之头也。初持脉，来①疾去②迟，此出疾入迟，名曰内虚外实也。初持脉，来迟去疾，此出③迟入④疾，名曰内实外虚也。

老师说：人之呼吸，是计算脉搏的标准。初按脉搏时，脉来得快去得慢，这是呼气时脉快而吸气时脉慢，叫作内虚外实。初按脉搏时，脉来得慢去得快，这是呼气时脉慢而吸气时脉快，叫作内实外虚。

【注释】

①~④来、去、出、入：气之呼出者为来为出，气之吸入者为去为入。

问曰：上工望而知之，中工问而知之，下工①脉而知之，愿闻其说。师曰：病家人请云，患者苦发热，身体疼，患者自卧，师到诊其脉，沉而迟者，知其差也。何以知之？若表有病者，脉当浮大，今脉反沉迟，故知愈也。假令患者云腹中卒痛②，患者自坐，师到脉之，浮而大者，知其差也。何以知之？若里有病者，脉当沉而细，今脉浮大，故知愈也。

问：高明的医生，通过察言观色便能知道病情，一般的医生，通过问诊就能知道病情，水平低下的医生通过诊脉才能知道病情。这是什么道理呢？请老师赐教。

老师答：若患者家属来请医生时说：患者发热厉害，身体疼痛，却能自然安睡。到患者家后诊患者的脉为沉而迟，知道疾病将要痊愈。医生是根据什么判断的呢？患者发热、身体疼痛，是表证之见症，表证脉应浮大，现在脉反见沉迟，为表证而得里脉，由此可知邪气已衰，疾病将要痊愈。若患者说腹部突然疼痛，却能安然自坐，切其脉为浮大，也可知疾病将愈。医生又是根据什么知道的呢？这是因为，患者腹内疼痛，是病在里，里有病脉应当沉而细，现脉浮大，是阴证而见阳脉，为正复邪退之兆，故得知疾病将愈。

【注释】

①下工：工，是指医生；上、中、下，是指医生的水平有高低之分。
②卒痛：骤然发作时的疼痛。

师曰：患者家来请云，患者发热烦极。明日师到，患者向壁卧，此热已去也。设令脉不和，处言①已愈。设令向壁卧，闻师到，不惊起而盻视②，若三言三止，脉之咽唾者，此诈病也。设令脉自和，处言此病大重，当须服吐下药，针灸数十百处乃愈。

医师说：患者家里人说，患者发热烦扰得很厉害。第二日医师到了患者家，看到患者面向墙壁而卧，这是热已退去，即使脉尚未和，亦可以断言此病即将痊愈。假使患者向壁而卧，听说医师来到，并不惊慌起身，却以目怒视，几次欲说病情却又不说，给他诊脉时，吞咽唾沫的，这是伪装的假病。假使脉正常，可故意断言此病非常严重，必须服用大吐大下的药物，并须针灸数十百处之多，才能痊愈。

【注释】

①处言：决断之意。处言，即断言。
②盻视：怒视。

师持脉，患者欠①者，无病也。脉之呻②者，病也。言迟③者，风也。摇头言者，里痛也。行迟者，表强也。坐而伏者，短气也。坐而下一脚者，腰痛也。里实护腹，如怀卵物者，心痛也。

医生给患者诊脉时，患者打呵欠的，无病。医生给患者诊脉时，患者呻吟的，有病。若说话迟钝不灵活的，是风病；说话摇头的，是里有疼痛的病症；行动迟缓的，是筋脉强急的病变；俯伏而坐的，是短气；不能正坐的，是腰痛；双手护腹，似怀抱鸡蛋不肯放手，惧怕人触碰的，为脘腹疼痛。

【注释】

①欠：呵欠。

②呻：呻吟，患者因痛苦而发出哼声。

③言迟：说话迟缓。

师曰：伏气①之病，以意候之，今月之内，欲有伏气。假令旧有伏气，当须脉之。若脉微弱者，当喉中痛，似伤，非喉痹②也。患者云：实咽中痛。虽尔，今复欲下利。

老师说：伏气的疾病，可以推理判断，这个月内，可能会发生伏气病。假如以往有邪气内伏，应当注意脉象的变化。如果脉象微弱，当伴有喉中疼痛，似乎受伤一样，但不同于喉痹症。患者说确实咽中痛，虽然如此，此刻又要腹泻。

【注释】

①伏气：病邪伏于体内，过时发病。

②喉痹：咽喉闭塞而痛。

问曰：人恐怖①者，其脉何状？师曰：脉形如循丝累累②然，其面白脱色也。

问：人在恐惧惊怕的时候，脉的形态怎样呢？老师答：脉形好像用手指按丝线，纤细而连贯，同时，患者的面部失色而显苍白。

【注释】

①恐怖：恐惧惊怕。

②累累：形容羸惫，这里是形容脉的细小无力。

问曰：人不饮，其脉何类？师曰：脉自涩，唇口干燥也。

问：人没有饮水，他的脉象怎样？师答：脉象涩而不流利，并且唇口干燥。

问曰：人愧者，其脉何类？师曰：脉浮而面色乍白乍赤①。

问：人羞愧时，脉有什么样的表现呢？老师答：脉象浮，并见面色忽红忽白。

【注释】

①乍白乍赤：一会儿白，一会儿红。

问曰：《经》说脉有三菽①、六菽重者，何谓也？师曰：脉，人以指按之，如三菽之重者，肺气也；如六菽之重者，心气也；如九菽之重者，脾气也；如十二菽之重者，肝气也；按之至骨者，肾气也。假令下利，寸口、关上、尺中悉不见脉，然尺中时一小见，脉再举头②，肾气也，若见损脉③来至，为难治。

问：《难经》上说：脉象有三菽重、六菽重的，这是什么意思？师答：诊察疾病，医者以手按脉的时候，轻按下去如三粒豆那样的重量而切得的为肺脉，如六粒豆那样的重量而切得的为心脉，进而如九粒豆那样的重量而切得的为脾脉，重按如十二粒豆那样的重量而切得的为肝脉，按之至骨而切得的为肾脉。倘若患腹泻，寸关尺三部的脉象都按不到,然而尺部脉间或轻微一见,随着呼吸再动而应指外鼓的,这是肾气尚未竭绝;如果出现损脉的话,那就难以治疗了。

【注释】

①菽:豆的总称。"三菽""六菽"等是说手指用力的轻重。

②脉有举头:脉搏随呼吸再动而应指外鼓。

③损脉:脉一呼一至,一吸一至,名为损脉。

问曰:脉有相乘①,有纵有横,有逆有顺,何谓也?师曰:水行乘火,金行乘木,名曰纵②;火行乘水,木行乘金,名曰横③;水行乘金,火行乘木,名曰逆④;金行乘水,木行乘火,名曰顺⑤也。

问:脉有互相乘侮,有纵克,有横克,有逆克,有顺克,这是什么意思呢?师答:如水克火,金克木,克其所胜则放纵自如,所以叫作纵。火克水,木克金,反克己所不胜,则横行无忌,所以叫作横。水克金,火克木,子去克母,所以叫作逆。金克水,木克火,母来克子,所以叫作顺。

【注释】

①乘:克贼也。

②纵:纵任其气,乘其所胜。

③横:其气横逆,反乘其不胜。

④逆:子行乘母,以下犯上为背逆。

⑤顺:母行乘子,以尊临卑为言顺。

问曰:脉有残贼①,何谓也?师曰:脉有弦、紧、浮、滑、沉、涩,此六脉名曰残贼,能为诸脉作病也。

问:脉象中有邪气伤人的病脉,是怎么回事?老师答:脉象中有弦、紧、浮、滑、沉、涩,这六种脉象即邪气伤人所致的病脉,是各经脉受到邪气的侵害而致的病变。

【注释】

①脉有残贼:残贼,伤害。脉有残贼,指邪气伤害人体所致病脉。

问曰:脉有灾怪,何谓也?师曰:假令人病,脉得太阳,与形证相应,因为作汤。比还送汤如食顷,患者乃大吐,若下利,腹中痛。师曰:我前来不见此证,今乃变异,是名灾怪①。又问曰:何缘作此吐利?答曰:或有旧时服药,今乃发作,故为灾怪耳。

问:脉有灾怪,这是什么意思?老师答:假如一个患者,脉象与症候都符合太阳病,因而给予治太阳病的汤药。回家后服汤药大约一顿饭的时间,患者就出现大吐,或下利腹痛等症。医师说我先前来诊病时并无此症,现在忽然发生这样异常的变化,这名叫灾怪。又问:什么原因导致现在呕吐腹泻的呢?回答说:或许在前些时候,曾经服过其他的药,而现在发生了作用,所以会出现灾怪情况。

【注释】

①灾怪：药症相符，服药反而病情加剧，是其灾可怪，因名灾怪。

问曰：东方肝脉，其形何似？师曰：肝者木也，名厥阴，其脉微弦濡弱而长，是肝脉也。肝病自得濡弱者愈也。假令得纯弦脉者死，何以知之？以其脉如弦直，是肝藏伤，故知死也。

问：东方肝脉，它的表现怎么样？老师答：肝属木，又叫厥阴，其脉微弦濡弱而长，是肝的平脉，若肝病而见濡弱之脉，为疾病将愈之兆。若为单纯弦脉的，预后不良。为什么呢？因为其脉如弓弦一样直，这是肝脏损伤，故可知预后不良。

南方心脉，其形何以？师曰：心者，火也，名少阴，其脉洪大而长，是心脉也。心病自得洪大者愈也。假令脉来微去大，故名反，病在里也；脉来头小本大①，故名覆，病在表也；上微头小②者，则汗出；下微本大③者，则为关格不通，不得尿。头无汗者可治，有汗者死。

南方心脉的形象怎样？老师说：心于五行属火，于六气属少阴，所以其脉洪大而长，这是心的平脉。若心病而见到洪大的脉，即易于痊愈。假使脉来微去大，这是反常的现象，故名反，为病在里；若寸脉小，尺脉大，邪从里向表，故名覆，为病在表；如寸脉微小的，容易汗出；尺脉微大的，

则为关格不通，不得小便，无头汗的，尚可医治；若有头汗，则多属不治。

【注释】

①头小本大：寸为头，尺为本；"头小本大"即寸脉小，尺脉大。

②上微头小：寸脉微小。

③下微本大：尺中微大。

西方肺脉，其形何似？师曰：肺者，金也，名太阴，其脉毛浮也。肺病自得此脉，若得缓迟者皆愈；若得数者则剧。何以知之？数者南方火，火克西方金，法当痈肿，为难治也。

西方肺脉的表现是怎样的呢？老师答：肺属金，又叫太阴，其脉如毛之浮，是肺的平脉。若肺病而见此脉，或见缓迟的，是疾病将愈。若有数脉出现，则疾病即将增剧。为什么呢？脉数，主南方火邪盛，火克西方金，就会形成痈肿，是难治之症。

问曰：二月得毛浮脉，何以处言至秋当死？师曰：二月之时，脉当濡弱，反得毛浮者，故知至秋死。二月肝用事①，肝属木，脉应濡弱，反得毛浮脉者，是肺脉也，肺属金，金来克木，故知至秋死。他皆仿此。

问：二月得毛浮的脉象，为何预断说到秋天当死呢？老师说：二月的时节脉当软弱，今反得毛浮脉，故知道到秋天当死。二月是肝当令的时候，肝属木，脉当软弱，现在反见毛浮的肺脉，肺于五行属金，金能克木，所

以预知其到秋天金旺时候就会死亡。其余各季脉象变化，可以按照这个道理类推。

【注释】

①二月肝用事：用事，就是当权执政，古人以五脏分属于四季，春季与肝相应，所以说二月肝用事。

师曰：脉肥人责①浮，瘦人责沉。肥人当沉，今反浮，瘦人当浮，今反沉，故责之。

老师说：给肥胖人诊脉，若脉浮，应当寻求致浮的原因；为瘦弱人诊脉，若脉沉，应当查找致沉的根源。因为肥胖人脉象本应当沉，现反而见浮；瘦弱人脉象本应浮，现反而见沉。两者皆为反常之脉，故理应查找原因。

【注释】

①责：求。

师曰：寸脉下不至关为阳绝，尺脉上不至关为阴绝，此皆不治，决死也。若计其余命生死之期，期以月节克之①也。

老师说：寸脉不下行至关，此为阳绝，尺脉不上行至关，此为阴绝，这都是疾病不治之候，决定了其预后必死。假使要预计他的生死日期，可按月令季节和疾病相克的道理去推测。

【注释】

①月节克之：月令季节和疾病相克的时期。

师曰：脉患者不病，名曰行尸①，以无王气②，卒眩仆、不识人者，短命则死。人病脉不病，名曰内虚，以无谷神③，虽困无苦。

老师说：脉象有病而外形无病的，叫作行尸，是脏腑生气已竭的表现，若突然昏眩仆倒不省人事的，则会夭折而亡。若外形病而脉象正常的，叫作内虚，这是因水谷之气缺乏而致，虽然身体困苦，也不会有大的危害。

【注释】

①行尸：喻徒具形骸，虽生犹死。

②王气："王"读"旺"，指脏腑生长之旺气。

③谷神：水谷的精气。

问曰：翕奄沉①，名曰滑，何谓也？师曰：沉为纯阴，翕为正阳，阴阳和合，故令脉滑，关尺自平。阳明脉微沉，食饮自可；少阴脉微滑，滑者，紧之浮名也，此为阴实，其人必股内汗出，阴下湿也。

问：脉搏浮动，忽然而沉，名叫滑脉，这是什么意思？师答：沉为少阴纯阴，翕为阳明正阳，浮沉起伏并见是阴阳和合之故，所以形成了圆转流利的滑脉，而关尺部自平。阳明脉微沉，则饮食尚可；少阴脉微滑，所谓滑，指紧而升浮之状，这是少阴邪实，患者必有大腿内侧出汗，阴部潮湿的现象。

【注释】

①翕奄沉：脉来盛大，忽聚而沉，如转珠之状。

问曰：曾为人所难，紧脉从何而来？师曰：假令亡汗若吐，以肺里寒，故令脉紧也；假令咳者，坐饮冷水，故令脉紧也；假令下利，以胃虚冷，故令脉紧也。

问：我曾被人问难，怎样才会产生紧脉呢？老师答：若发汗太过，或者催吐，导致肺脏虚寒，可致紧脉；若咳嗽的患者，因喝冷水，致寒饮内停，也能产生紧脉；若患虚寒腹泻，因胃中虚寒，同样可致紧脉。

寸口，卫气盛，名曰高①，荣气盛，名曰章②，高章相搏，名曰纲③。卫气弱，名曰惵④，荣气弱，名曰卑⑤，惵卑相搏，名曰损⑥。卫气和，名曰缓⑦，荣气和，名曰迟⑧，缓迟相搏，名曰沉⑨。

诊寸口脉，卫气盛实的，叫作高；荣气盛实的，叫作章；高和章相互合聚，叫作纲；卫气虚弱的，叫作惵；荣气虚弱的，叫作卑；惵和卑相互合聚，叫作损；卫气和的，叫作缓；荣气和的，叫作迟；缓与迟相互合聚，叫作沉。

【注释】

①高：脉气浮盛。
②章：脉形充实。
③纲：经脉满急强盛。
④惵：恐惧怯弱。
⑤卑：低下的意思。
⑥损：气血减损。
⑦缓：徐缓柔和。
⑧迟：从容舒迟。
⑨沉：元气密固。

寸口脉缓而迟，缓则阳气长，其色鲜，其颜光，其声商①，毛发长；迟则阴气盛，骨髓生，血满，肌肉紧薄鲜硬。阴阳相抱，荣卫俱行，刚柔相得，名曰强也。

寸口脉缓而迟，缓脉是卫气调和之象，卫气充盛于外，故其人皮肤光鲜，有光泽，声音清晰高亢，毛发生长旺盛；迟脉为营卫调和之象，营血盛于内，故其人骨髓生长，血脉充盛，肌肉丰腴结实。阴阳相互促进，营卫之气流通，刚柔相济，故身体强壮无病。

【注释】

①商：为宫、商、角、徵、羽五音之一，特点是其声清越。

跌阳脉滑而紧，滑者胃气实，紧者脾气强，持实击强，痛还自伤，以手把刃，坐作疮也。

跌阳脉滑而紧，滑是饮食在胃而谷气实，紧是停食不化而脾气强，胃实与脾强相搏击，反而自相伤害，这好比自己用手握持刀刃，因而造成创伤。

寸口脉浮而大，浮为虚，大为实，在尺为关，在寸为格。关则不得小便，格则吐逆。

寸口脉浮而大，浮主正气虚，大主邪气实。浮大脉见于尺部的，是正虚于下，邪气关闭下焦，而致小便不通，即"关"；浮大脉见于寸部的，是正虚于上，邪气格拒上焦，故吐逆，为"格"。

趺阳脉伏而涩，伏则吐逆，水谷不化，涩则食不得入，名曰关格。

趺阳脉伏而兼涩，伏则呕吐上逆，水谷不能消化，涩则饮食不得入口，这也叫作关格。

脉浮而大，浮为风虚，大为气强，风气相搏必成隐疹，身体为痒。痒者名泄风①，久久为痂癞②。

脉象浮而大，浮是感受风邪，大是邪气盛。风邪与正气相互搏结，轻的邪犯肌表而出现皮肤出疹，身体瘙痒，名叫泄风；重的风邪久羁不去，皮肤溃烂结痂。

【注释】

①泄风：风邪外泄。
②痂癞：皮肤溃烂结痂。

寸口脉弱而迟，弱者卫气微，迟者荣中寒。荣为血，血寒则发热；卫为气，气微者心内饥，饥而虚满，不能食也。

寸口的脉弱而迟，弱是卫气不足，迟是荣中有寒，荣就是血，血受寒邪则发热，卫是阳气，阳气微的心中感觉饥饿，然而虽觉饥饿，但终因虚满而不能食。

趺阳脉大而紧者，当即下利，为难治。

趺阳脉大而紧，脉大为虚，紧为寒盛，正虚而阴寒邪甚，应当见腹泻等症，较难治疗。

寸口脉弱而缓，弱者阳气不足，缓者胃气有余，噫而吞酸，食卒不下，气填于膈上也。

寸口的脉弱而缓，弱是胃中阳气不足，缓是胃中谷气有余，噫气吞酸，饮食不下，这是气滞不化，填塞于膈上的缘故。

趺阳脉紧而浮，浮为气，紧为寒，浮为腹满，紧为绞痛，浮紧相搏，肠鸣而转，转即气动，膈气乃下。少阴脉不出，其阴肿大而虚也。

趺阳脉浮而紧，浮为气虚，紧为寒甚，气虚则腹部胀满，寒甚则腹中绞痛。气虚寒甚相合，则出现肠鸣，腹中气机转动，气机一转动则胸膈壅滞之气得以下行。若少阴脉不现的，是虚寒之气结于下焦，可致外阴部肿大且疼痛。

寸口脉微而涩，微者卫气不行，涩者荣气不逮，荣卫不能相将，三焦无所仰①，身体痹不仁②。荣气不足，则烦疼口难言；卫气虚者，则恶寒数欠。三焦不归其部，上焦不归者，噫而酢吞③；中焦不归者，不能消谷引食；下焦不归者，则遗溲。

寸口的脉微而且涩，微是卫气衰而

不行,涩是荣气弱而不及,荣卫不能相互资助,三焦失去依靠,身体麻痹,不知痛痒。荣气不足,则身体烦疼,口难言语,卫气虚弱,则洒淅恶寒,频频呵欠。三焦不能各司其职,上焦失职,噫气而吞酸;中焦失职,不能消谷,不要进食;下焦失职,则二便失禁。

【注释】

①三焦无所仰:仰,恃也。三焦无所仰,是说三焦失去依靠。

②不仁:失去感觉,不知痛痒。

③噫而酢吞:"酢"古与"醋"通用,即噫气而醋心吞酸。

气机变化	对人体的影响
气机上逆	暴怒时气机上逆,严重者会呕血及泻下没有消化的食物。
气缓	喜则营卫之气运行通畅,但过喜可使心气涣散。
气消	过悲则心系拘急,肺叶举,上焦不通,营卫之气不散,热留于内而正气耗于外。
气下	大恐伤肾,肾精受损。上闭塞不通,下气无法上行,致使下部胀满。
气收、气泄	逢寒则肌肤腠理闭塞,营卫之气不能畅流,是为气收;受热则汗孔开,营卫之气随汗液而出,是为气泄。
气乱	大惊则心无依附,心神无归宿,心中疑虑不定。
气耗	过劳则气喘出汗,耗损体内和体表之气。
气结	久思则心气凝聚,心神归于一处,正气瘀滞而运行不畅。

趺阳脉沉而数,沉为实,数消谷,紧者病难治。

趺阳脉沉而数,沉主邪实于里,数主热,热能消化水谷,较易治疗。若脉不沉数而沉紧,为里寒甚,属难治之候。

寸口脉微而涩,微者卫气衰,涩者荣气不足,卫气衰,面色黄,荣气不足,面色青。荣为根,卫为叶,荣卫俱微,则根叶枯槁,而寒栗咳逆,唾腥吐涎沫也。

寸口脉微而且涩,微是卫气衰弱,涩是荣血不足;卫气衰弱,则面色萎黄,荣血不足,则面部色青。荣好比根本,卫好比枝叶,今荣卫俱衰微,则无论根本枝叶皆已枯萎,因而有形寒栗,咳嗽气逆,痰唾腥臭和吐涎沫的症状。

趺阳脉浮而芤,浮者卫气虚,芤者荣气伤,其身体瘦,肌肉甲错①。浮芤相搏,宗气②微衰,四属③断绝。

趺阳脉浮而芤,浮主卫气虚,芤主营气伤,营卫之气衰微,不能充养形体，故皮肤粗糙、身体消瘦，皮肤干燥甚至成鳞甲之状。

【注释】

①肌肉甲错：皮肤干燥皲裂如鳞状，摸之碍手而不润泽。

②宗气：水谷之气，外达四肢，上聚于胸，名叫宗气。

③四属：四肢，也有的人认为是皮、肉、脂、髓。

寸口脉微而缓，微者卫气疏，疏则其肤空；缓者胃气实，实则谷消而水化也。谷入于胃，脉道乃行，水入于经，其血乃成。荣盛则其肤必疏，三焦绝经，名曰血崩。

寸口脉微而且缓，微是卫气不能固护，则腠理空虚；缓是胃气有余，胃气有余则饮食消化如常。食物得胃气的消化，才有脉道的运行，津液输送到经脉，才有荣血的形成。荣盛不与卫和，则卫虚不固，所以其肤必疏，三焦丧失掉正常功能，就会导致下血如崩。

跌阳脉微而紧，紧则为寒，微则为虚，微紧相搏，则为短气。

跌阳脉微而紧，紧为里寒，微为气虚。微紧相合，为脾胃虚寒、中气不足，故出现短气。

少阴脉弱而涩，弱者微烦，涩者厥逆①。

少阴脉弱而涩，弱则心中微烦，涩则手足逆冷。

【注释】

①厥逆：四肢厥冷不温。

跌阳脉不出，脾不上下①，身冷肤硬。

跌阳脉隐伏不显，主脾阳衰微。脾虚不能运化，水谷精微不能营养周身上下，故身体冷而皮肤硬。

【注释】

①脾不上下：脾虚失运，不能升清降浊。

少阴脉不至，肾气微，少精血，奔气促迫，上入胸膈，宗气反聚，血结心下。阳气退下，热归阴股，与阴相动，令身不仁，此为尸厥①，当刺期门、巨阙。

少阴脉按不到，是肾气微弱，精血不足。气上奔而促迫于胸膈，以致宗气反聚而血结于心下。气下陷而阳热趋于阴部和大腿内侧，与阴气相搏动，致身体失去知觉，这就形成尸厥，治疗当用针法急救，可刺期门、巨阙等穴。

【注释】

①尸厥：肢体厥冷，无知无觉，状若死尸，名曰尸厥。

寸口脉微，尺脉紧，其人虚损多汗，知阴常在，绝不见阳也。

寸部脉微，尺部脉紧，微为阳气衰微，紧是阴寒内盛。阴邪常盛而阳衰，故患者虚弱多汗。

寸口诸微亡阳，诸濡亡血，诸弱发热，诸紧为寒，诸乘寒者则为厥，郁冒不仁①，以胃无谷气，脾涩不通，口急不能言，战而栗也。

寸口部凡是脉微的为阳虚，凡是脉濡的为血虚，凡是脉弱的多伴有发热，凡是脉紧的为寒邪；大凡阳虚血少的人，受到寒邪侵袭，就会发生厥逆，突然昏迷而失去知觉，这是因为胃阳素虚，缺乏谷气，脾的运化功能滞涩不畅，因而口紧急不能言语，怕冷而战栗。

【注释】

①郁冒不仁：昏迷失去知觉。

问曰：濡弱何以反适十一头①？师曰：五脏六腑相乘，故令十一。

问：濡弱脉为什么皆适宜于十一脏呢？老师答：濡弱是胃气调和之脉，五脏六腑相生相克，皆赖胃气以滋生，所以濡弱脉对十一脏都适宜。

【注释】

①十一头：十一种。

问曰：何以知乘腑？何以知乘脏？师曰：诸阳浮数为乘腑，诸阴迟涩为乘脏也。

问：怎样才能知道病已入腑呢？又根据什么知道病入于脏呢？老师答：凡见阳脉如浮或数的，是病入于腑；凡见阴脉如迟或涩的，是病入于脏。

伤寒论

卷二

卷二 图解伤寒论 伤寒例第三

【本篇精华】
1. 根据四时八节二十四气七十二候决病法；
2. 伤寒热病症的症候。

四时八节二十四气七十二候决病法
立春正月节斗指艮雨水正月中指寅
惊蛰二月节指甲春分二月中指卯
清明三月节指乙谷雨三月中指辰
立夏四月节指巽小满四月中指巳
芒种五月节指丙夏至五月中指午
小暑六月节指丁大暑六月中指未
立秋七月节指坤处暑七月中指申
白露八月节指庚秋分八月中指酉
寒露九月节指辛霜降九月中指戌
立冬十月节指乾小雪十月中指亥
大雪十一月节指壬冬至十一月中指子
小寒十二月节指癸大寒十二月中指丑
二十四气，节有十二，中气有十二，五日为一候气亦同，合有七十二候，决病生死，此须洞解之也。

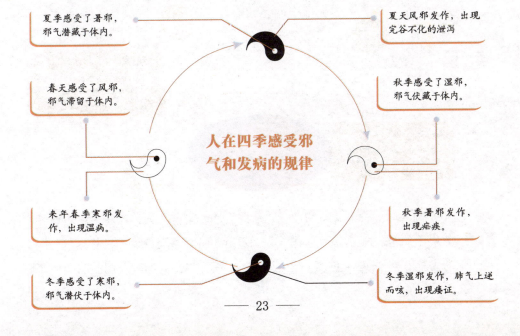

人在四季感受邪气和发病的规律

【原文】→【译文】

《阴阳大论》①云：春气温和，夏气暑热，秋气清凉，冬气冰列②，此则四时正气③之序也。冬时严寒，万类深藏，君子④固密⑤，则不伤于寒，触冒⑥之者，乃名伤寒耳。其伤于四时之气，皆能为病，以伤寒为毒⑦者，以其最成杀厉之气也。

《阴阳大论》说：春天气候温暖，夏天气候炎热，秋天气候凉爽，冬天气候严寒，这是四季正常气候的变化规律。冬季严寒，自然界万种生灵深深地潜藏、伏匿，懂得养生之道的人们，顺应自然之规律而防护固密，所以寒邪不会伤害到他们。倘若不慎感受了寒邪，这就叫伤寒。四时之气皆能伤人而致病，但伤寒这种邪气，是最为凛冽、肃杀的邪气，所以危害最大。

【注释】

①《阴阳大论》：古代医学典籍之一，今佚。

②冰列："列"通"冽"，严寒的意思。

③正气：四时正常的气候。

④君子：能注意摄生的人。

⑤固密：保护周密。

⑥触冒：感触冒犯。

⑦毒：危害的意思。

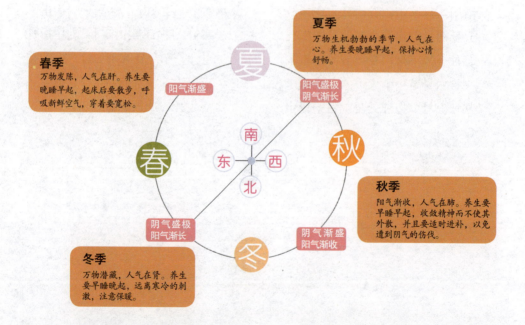

中而即病者，名曰伤寒。不即病者，寒毒藏于肌肤，至春变为温病，至夏变为暑病。暑病者，热极重于温也。是以辛苦之人，春夏多温热病者，皆由冬时触寒而致，非时行之气①也。

受寒以后，即时发病的叫作伤寒。

如果未即时发病，寒毒藏在人体肌肉皮肤之间，到了春天发病的，就变成为温病；到了夏天发病的，就变成为暑病。暑病的热势最高，重于温病。所以劳苦的人，在春夏多患温热病，正是由于冬天受寒，寒毒蕴藏而致，它不是时行之邪所致的疾病。

【注释】

①时行之气：四时不正常的气候。凡由气候不正，引起很多人发生症状相似的疾病，称为时行病。

凡时行者，春时应暖而反大寒，夏时应热而反大凉，秋时应凉而反大热，冬时应寒而反大温，此非其时而有其气，是以一岁之中，长幼之病多相似者，此则时行之气也。

所谓时行之气，是指反常于时令的气候，如春季天气应该温暖却反而很冷，夏季天气应该炎热却反而很凉爽，秋季天气应该凉爽却反而酷热，冬季天气应该寒冷却反而温暖异常。人们若感受了时行邪气，不论男女老幼，都会患相似的病症，即时行病。

【温馨贴士】

四时对人体五脏的影响

关于四时对人体五脏的影响，明代著名医学家张景岳曾说过："春应肝而养生，夏应心而养长，长夏应脾而养化，秋应肺而养收，冬应肾而养藏。"也就是说，人体五脏的生理活动与四时相对，要与外界环境保持协调，必须适应四时阴阳、寒暑的变化。正如《内经素问·金匮真言论》中所载："五脏应四时，各有收应。"春季宜养肝，夏季宜养心，长夏宜养脾，秋季宜养肺，冬季宜养肾。

夫欲候四时正气为病，及时行疫气之法，皆当按斗历①占②之。九月霜降节后，宜渐寒，向冬大寒，至正月雨水节后，宜解也。所以谓之雨水者，以冰雪解而为雨水故也。至惊蛰③二月节后，气渐和暖，向夏大热，至秋便凉。

如果要了解四季正常气候所导致的疾病，和不正常的疫气所造成疾病的方法，都应当按照斗历来测候、推算。农历九月霜降节以后，天气就会逐渐寒凉，到了冬天就会更加寒冷，一直到了第二年正月雨水节以后，方才渐渐解除。所以称为雨水节，因这时冰雪已经融解而成雨水的缘故。到了二月惊蛰节后，气候逐渐暖和起来，到夏季转为炎热，到了秋季便又开始凉爽。

【注释】

①斗历："斗"是星宿中的北斗，"历"是历法。古人根据观察斗柄所指方向，以决定季节。

②占：测，候。

③霜降、雨水、惊蛰：均是农历的节气名称，详见篇首二十四节气表。

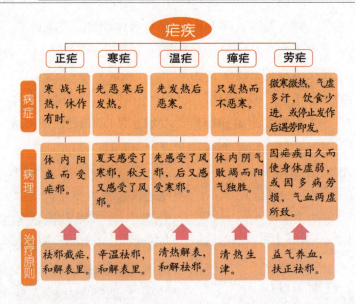

从霜降以后,至春分①以前,凡有触冒霜露,体中寒即病者,谓之伤寒也。九月十月寒气尚微,为病则轻。十一月十二月寒冽已严,为病则重。正月二月寒渐将解,为病亦轻。此以冬时不调,适有伤寒之人,即为病也。其冬有非节之暖者,名曰冬温,冬温之毒与伤寒大异,冬温复有先后更相重沓②,亦有轻重,为治不同,证如后章。

从霜降节以后,至春分节以前,凡是因触冒霜露,身体感受寒邪而即时发病的,叫作伤寒。九月、十月之间,气候还不太冷,发病比较轻浅;十一月、十二月间,气候已经非常寒冷,发病必然严重;正月、二月之间,寒冷逐渐解除,发病也较轻微。这都因冬时调摄不当,恰巧感受寒邪,而即时发作的疾病。如果是因感受冬季非时之暖而发病的,就名叫冬温。冬温的病邪和伤寒完全不同,而且冬温的发病有迟有早,更是相互重复杂沓,病势有轻有重,所以治法也不相同,它的症候可参考以下篇章内容。

【注释】

①春分:是农历二月中节气名称之一。

②重沓:重复、杂沓的意思。

从立春节后,其中无暴大寒,又不冰雪,而有人壮热为病者,此属春时阳气,发于冬时伏寒,变为温病。

在立春节以后,若未突然出现严寒天气而又没有结冰下雪,却有高热的疾病发生,这是因为春天的阳气升发,引动了冬季伏藏的寒邪,变成了温病。

从春分以后,至秋分节前,天有

暴寒者，皆为时行寒疫也。三月四月或有暴寒，其时阳气尚弱，为寒所折①，病热犹轻。五月六月阳气已盛，为寒所折，病热则重。七月八月阳气已衰，为寒所折，病热亦微，其病与温及暑病相似，但治有殊耳。

从春分节以后到秋分节以前这一时期，天气如果骤然寒冷，由此而得的热病，都是时行寒疫。三、四月间或有天气骤寒，这时阳气还较微弱，如被寒邪伤害而生病，发热还是比较轻微。五、六月间，阳气已经旺盛，被寒邪伤害而生病，发热就必严重。七八月间，阳气已经渐衰，受了寒邪伤害而生病，发热也必轻微。寒疫与温病、暑病有些相似，但治法却有显著的区别。

【注释】

①为寒所折：折，伤害的意思，即被寒邪所伤害。

十五日得一气，于四时之中，一时有六气，四六名为二十四气。然气候亦有应至仍不至，或有未应至而至者，或有至而太过者，皆成病气也。但天地动静，阴阳鼓击①者，各正一气耳。是以彼春之暖，为夏之暑；彼秋之忿，为冬之怒。是故冬至之后，一阳爻升，一阴爻降②也；夏至之后，一阳气下，一阴气上也。斯则冬夏二至，阴阳合也；春秋二分，阴阳离也。阴阳交易，人变病焉。此君子春夏养阳、秋冬养阴，顺天地之刚柔也。小人触冒，

必婴暴疹③。须知毒烈之气，留在何经，而发何病，详而取之。是以春伤于风，夏必飧泄④；夏伤于暑，秋必痎疟；秋伤于湿，冬必咳嗽；冬伤于寒，春必病温。此必然之道，可不审明之。

在一年四季中，每十五天为一节气，每一季度有六个节气，一年共有二十四个节气。一般说来，气候应相应于节气。但是气候的变化异常复杂，有时节气已到，而此时的气候却未到；有时节气未到，而此时的气候却提前来到；有时气候虽应时而至，但表现太过，这些皆可成为致病的邪气。然而，天地之间的阴阳之气互相鼓动推进，各自禀受一气。故气候会由春天的温暖，变为夏天的炎热；由秋天的凉爽，转变为冬季的严寒。冬至以后，阴气最盛，阴极则阳生，所以阳气开始上升，阴气开始下降。夏至以后，阳气最盛，阳极则阴生，所以阳气开始下降，阴气开始上升。这样，到了冬至夏至，为阴阳二气相合之时；春分秋分，是阴阳二气相离之期。当阴阳转换之时，人若适应不了则会生病。故熟知养生之道的人们，在春夏季养阳、秋冬季养阴，适应于自然界的变化。不懂养生的人，则顺应不了自然界的变化，触冒四时邪气，就会患急性热病。若要知道这些毒烈的邪气侵害哪一经，产生什么病，就必须详细诊察，才能得出正确结论。所以，春季感受风邪，

夏天就发生泄泻；夏天感受暑邪，秋冬就会发疟疾；秋天感受湿邪，冬天就会发咳嗽；冬天受寒，春天则会产生温病。此为正常的规律，医者务须明白深究。

【注释】

①阴阳鼓击：阴阳相互推动、促进。

②一阳爻升，一阴爻降："爻"是八卦中的基本符号。"—"代表阳爻；"--"代表阴爻。十月六爻均属阴，而为坤卦。阴极则阳生，所以到了十一月冬至节后，阳气渐生，阴气始降，故一阳爻上（升），一阴爻下（降），形成复卦。

③必婴暴疹：婴，遭受。暴疹，急性疾病。

④飧泄：脾胃虚弱的泄泻。

伤寒之病，逐日浅深，以施方治。今世人伤寒，或始不早治，或治不对病，或日数久淹①，困乃告医②，医人又不依次第而治之，则不中病。皆宜临时消息制方，无不效也。今搜采仲景旧论，录其症候，诊脉声色，对病真方有神验者，拟防世急也。

伤寒的病情，是随着日程而由浅转深，逐渐加重的，应该根据病情的轻重情况决定治法和处方。现在有很多人患了伤寒病，开始不及时治疗，或者治疗不对病症，或者拖延了很长日期，直到病势十分严重时，才来请教医生，医生又不按照治疗程序去用药，因而药不对症，怎么能把病治好呢！如果能依据当时的病情，斟酌制定方药，没有不收到效果的。现在搜采张仲景原来的著作，抄录他所论述的症候和切脉、闻声、察色等诊病方法，以及确实有效的处方，编次成书，以供社会上救治疾病的迫切需要。

【注释】

①日数久淹：病期拖延的时间太长。

②困乃告医：病势危重时，才请医生诊治。

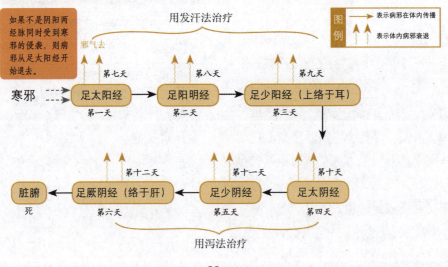

又土地温凉高、下不同，物性刚柔①，飧居亦异②，是故黄帝兴四方之问，岐伯举四治之能③，以训后贤，开其未悟者，临病之工，宜须两审也。

此外，地域有温凉高低不同，物体的属性有刚有柔，人们的饮食起居也不尽相同，故病症与治法也应有所区别。故黄帝提出四方居民治法不同的观点，岐伯则列举了砭石、毒药、微针、灸熨等四种不同的治疗方法及其作用，用来教导后代有学识的人，启发不知道变通的人，诊病的医生，必须一一明察。

【注释】

①物性刚柔：物品的性能，有刚有柔。

②飧居亦异："飧"与"餐"通，饮食居处的习惯，也有差异。

③四治之能：砭石、毒药、微针、灸熨等四种治疗方法的功能。

凡伤于寒，则为病热，热虽甚，不死。若两感于寒①而病者，必死。

凡是感触了寒邪，就会产生发热，热势虽然盛，也不会死亡。倘若阳经和阴经同时感受寒邪而生病，就容易死亡。

【注释】

①两感于寒：阴经与阳经同时感受寒邪，如太阳少阴两感。

尺寸俱浮①者，太阳受病也，当一二日发，以其脉上连风府②，故头项痛，腰脊强。

尺寸俱长者，阳明受病也，当二三日发，以其脉侠鼻络于目③，故身热，目疼，鼻干，不得卧。

尺寸俱弦者，少阳受病也，当三四日发，以其脉循胁络于耳④，故胸胁痛而耳聋。此三经皆受病，未入于府者，可汗而已。

尺寸俱沉细者，太阴受病也，当四五日发，以其脉布胃中，络于嗌⑤，故腹满而嗌干⑥。尺寸俱沉者，少阴受病也，当五六日发，以其脉贯肾，络于肺，系舌本⑦，故口燥舌干而渴。

尺寸俱微缓者，厥阴受病也，当六七日发，以其脉循阴器⑧，络于肝⑨，故烦满而囊缩⑩。此三经皆受病，已入于府，可下而已。

尺部、寸部脉象皆浮的，是因太阳受邪患病，大多在一两天发病。这是太阳经脉上连风府，行于头项、腰脊部位的缘故，故出现头项疼痛、腰脊拘紧不柔和等症状。

尺部、寸部脉象均长的，是阳明受邪患病，大多在两三天发病。这是阳明经脉起于鼻旁，行于目下的缘故，故出现身体发热、目痛、鼻干燥、不能安卧等症状。

尺部寸部脉象皆弦的，是少阳受邪患病，大多在三四天发病。这是少阳经脉循行胸胁、出入耳中的缘故，故出现胸胁疼痛而又耳聋的症状。太阳、阳明、少阳这三经患病，为病在经脉，邪气还没有传入腑，可以用发汗法治愈。

尺部、寸部脉象皆沉细的，为太阴受邪生病，大多在四五天发病。这是太阴经脉络于胃，循行咽部的缘故，故出现腹部胀满，咽喉干燥的症状。

尺部、寸部脉象都沉的，是少阴受邪生病，大多在五六天发病。因为少阴经脉穿过肾、络于胸膈，连系舌根，故出现少阴病舌燥、口渴的症状。

尺部、寸部脉象都微缓的，是厥阴受邪生病，大多在六七天发病。这是厥阴的经脉环绕阴器，入属于肝的缘故，故出现烦闷、阴囊缩入的症状。太阴、少阴、厥阴这三经患病，邪气已经传入胃腑，可用泄下法治愈。

【注释】

①尺寸俱浮：寸关尺三部而言，犹言从寸至尺三部脉都是浮象。

②其脉上连风府：风府是督脉经穴位，位于项后，正中枕骨之下陷。"其脉"指足太阳经脉，这一经脉，起于目内眦，上行额部至巅顶，入里络于脑，回出下行项后，循肩胛内侧，夹行脊柱两旁，抵于腰中，所以太阳经受邪，多有头项痛，腰脊强的症候。

③其脉侠鼻络于目：足阳明经脉起于鼻翼旁，入上龈环绕口唇，交叉于唇下沟承浆穴。向后沿腮下出大迎穴，经颊车上行耳前，沿发际到额部，有一支脉在大迎前，下行循喉咙入缺盆，下入膈中，联于胃，络于脾，挟脐下行，经髀关，循足而下，止于大趾尖端，这是足阳明经脉循行路线。

④其脉循胁络于耳：足少阳经脉起于目锐眦，上行头角，下至耳后，其支脉从耳后进入耳内，出走耳前至目锐眦后方，循颈侧入缺盆，然后向下走胸中，再过膈膜，络于肝和胆，再到少腹两侧。至于直行的经脉，从缺盆经腋，沿胸胁部到髀关节外侧下行，直至外踝，止于足小趾。由于足少阳经循胁部络于耳，所以少阳经脉受邪会发生两胁疼痛和耳聋的病变。

⑤以其脉布胃中，络于嗌：足太阴的经脉，开始于足大趾尖端，上行足内踝前方，沿胫骨内侧，经股内侧前缘，直抵腹内，入属脾脏，联系胃腑，穿过膈膜，循行咽部，连及舌根，散于舌下。由于足太阴经脉连及脾胃，经过咽部，所以太阴受邪，出现腹满嗌干之症。

⑥嗌干：咽部干燥。

⑦以其脉贯肾，络于肺，系舌本：舌本指舌根，足少阴经脉，开始于足小趾，斜走足心出内踝前陷中。经内踝骨后，转走足跟，由此上腿肚内侧，膝弯内缘，通过脊柱，入属肾脏，连及膀胱。直行的脉，从肾上行贯穿肝膈，入肺，沿喉咙至舌根。由于足少阴经脉络于肺，连系舌根，所以少阴受邪，

出现口燥舌干而渴的症状。

⑧阴器：生殖器。

⑨以其脉循阴器，络于肝：足厥阴的经脉，开始于足大趾，沿足背，至内踝前，上行膝弯内缘，沿股内侧，环绕阴器，至少腹和胃经并行，入属肝脏，连系胆府，向上贯穿膈膜，散布胁肋，沿喉咙后壁，过腭骨，上连于目系，出额部，与督脉会于头顶中央。

⑩囊缩：阴囊上缩。

> 如果脉象搏动有力，而又不太浮，就说明三阳经的功能协调统一，这样三阳经合起来成为一体，即"一阳"。

> 所以，人体中的三阴三阳实际上也是一阴一阳，与天地的一阴一阳并不矛盾。

太阳经在表主开
少阳经居表里之间为枢
阳明经在里为合
厥阴经在里主合
少阴经在表里之间为枢
太阴经在表主开

> 如果脉象搏动有力而又不太沉，就说明三条经脉协调统一，这样三阴经合起来成为一体，即"一阴"。

若两感于寒者，一日太阳受之，即与少阴俱病，则头痛口干，烦满而渴；二日阳明受之，即与太阴俱病，则腹满身热，不欲食，谵语；三日少阳受之，即与厥阴俱病，则耳聋囊缩而厥，水浆不入①，不知人者，六日死。若三阴三阳、五脏六腑皆受病，则荣卫不行，脏腑不通，则死矣。

假使互为表里的阴阳两经，同时感受了寒邪，如第一日太阳经受邪，就和少阴经一起发病，而出现头痛口干、心烦胀满口渴等症。第二日阳明经受邪，就和太阴经一起发病，而出现腹胀、身热、不欲食、谵语等症。第三日少阳经受邪，就和厥阴经一起发病，而出现耳聋、阴囊收缩、四肢厥冷、汤水不得下咽，甚至昏迷不识人等症。到了第六日，就要死亡。如果三阴经、三阳经、五脏六腑都受了病，那么，营卫之气不行，脏腑之气不通，就必死无疑了。

【注释】

①水浆不入：汤水不能下咽。

其不两感于寒，更不传经①，不加异气②者，至七日太阳病衰，头痛少愈也；八日阳明病衰，身热少歇也；九日少阳病衰，耳聋微闻也；十日太阴病衰，腹减如故，则思饮食；十一日少阴病衰，渴止，舌干已，而嚏也；十二日厥阴病衰，囊纵③，少腹微下，大气皆去，患者精神爽慧也。

若患者不是两感病，又没有传经发生，而且没有再感受到新的致病邪气的，到第七天，太阳病就会衰退，头痛就会明显好转；第八天，阳明病衰退，发热就会稍退；第九天，少阳病衰退，耳聋渐渐恢复，则可以听得见声音；第十天，太阴病衰退，腹部胀满减轻，恢复到正常，并想吃东西；第十一天，少阴病衰退，口渴就会消退，舌干也随之消失，且打喷嚏；第十二天，厥阴病衰退，缩入的阴囊就会松弛复原，少腹拘急缓解，邪气皆去，患者精神爽慧。

【注释】

①传经：病情的变化发展，由这一经的症候，演变为另一经的症候。

②异气：又感受了另外一种病邪。

③囊纵：阴囊由缩入转为松缓。

若过十三日以上不间①，尺寸陷者②，大危。

倘若已经过了十三日，病势仍未衰减，三部脉皆沉伏的，那就非常危险了。

【注释】

①不间：病势不减，仍然继续发展。

②尺寸陷者：三部脉沉伏而按摸不到。

若更感异气变为他病者，当依后坏病证而治之。若脉阴阳俱盛①，重感于寒者，变成温疟②。阳脉浮滑，阴脉濡弱者，更遇于风，变为风温。阳脉洪数，阴脉实大者，更遇温热，变为温毒③，温毒为病最重也。阳脉濡弱，阴脉弦紧者，更遇温气，变为温疫。（一本作疟）以此冬伤于寒，发为温病，脉之变证，方治如说。

若又感受其他邪气，变成其他疾病的，应当依据后述坏病症进行施治。若尺寸脉均紧而有力，又感受寒邪的，就会转变为温疟。若寸脉浮滑、尺脉濡弱，感受风邪的，就会转变成风温。若寸脉洪数、尺脉实大，再感受温热，就会转变成温毒，温毒为最严重的一种病。若寸脉濡弱、尺脉弦紧的，又感受温邪，就会转变成温疫。这些皆为冬季感受寒邪，而变成温病的疾病。总之，所变之症必须详加诊察，因症立法处方，随症施治。

【注释】

①脉阴阳俱盛：阴，指尺部；阳，指寸部。所谓关前为阳，关后为阴。

②温疟：先热后寒的一种疟疾。

③温毒：此症因冬时温暖，热毒内伏，至春气候骤热，伏毒与时热并发所致。多见烦闷呕逆、面赤身赤、狂乱燥渴、咽喉肿烂、发斑神昏等症，最为危险，宜大解热毒为主。

> 凡人有疾，不时即治，隐忍冀差①，以成痼疾②，小儿女子，益以滋甚③。时气不和④，便当早言，寻其邪由⑤，及在腠理⑥，以时治之，罕有不愈者。患人忍之，数日乃说，邪气入脏，则难可制。比为家有患，备虑之要。凡作汤药，不可避晨夜，觉病须臾，即宜便治，不等早晚，则易愈矣。如或差迟，病即传变，虽欲除治，必难为力。

大凡有了疾病，应该即时治疗，如果不能即时求医诊治，而隐瞒着、忍耐着，希望侥幸自愈，往往会因此而酿成积久难愈的病。尤其是小儿与妇女，更容易拖延不治，使病势更加严重。如果因外受时令之邪而身体不适，就应当及早告诉家里人，请医生诊治。寻找致病原因，乘病邪还在腠理的时候，及时进行治疗，很少有不愈的。如果患者隐瞒忍耐，过了许多日才说，病邪已经侵入脏腑，那就难以制止了。这是家中发生患病的人，应当考虑注意的要点。凡需制作汤药，不可拘泥时间的早晚，一旦感到有病，就应立即请医治疗，只有这样，才容易治愈。如或稍有拖延，病情就会发生变化，这时虽然要求医治，一定难于收效了。

【注释】

①隐忍冀差："差"同"瘥"，对疾病隐瞒忍耐，希望能自行好转、病愈。

②痼疾：顽固不愈的久病。

③滋甚：更加严重。

④时气不和：感受时令不正之气而身体违和。

⑤寻其邪由：寻找致病的原因。

⑥腠理：肌肉皮肤间的纹理。

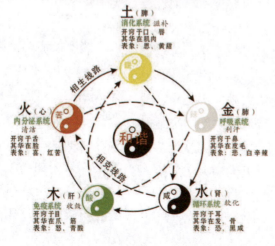

服药不如方法，纵意违师，不须治之。

服药不能依照规定的方法，任意违背医嘱，那就不必治疗。

凡伤寒之病，多从风寒得之，始表中风寒，入里则不消矣。

未有温覆①而当，不消散者，不在证治。拟欲攻之，犹当先解表，乃可下之。若表已解而内不消，非大满，犹生寒热，则病不除。若表已解而内不消，大满大实坚，有燥屎，自可除下之，虽四五日，不能为祸也。若不宜下而便攻之，内虚热入，协热遂利②，烦躁诸变，不可胜数，轻者困笃③，重者必死矣。

大凡伤寒病，多为感受风寒所致。开始时风寒侵袭肌表，渐至由表入里，病邪一旦入里就不易解除了。因此，凡风寒在表，应及时治疗，施用发汗解表，并注意服药后适当加盖衣被，使浑身温暖而得汗，病邪就会消散。若不遵循表里先后的症治规律，一起病就行攻下，就会引起变症。因此，若表证尚未解除，还应当先解表，解表后，才能使用攻下的方法。若表证已解而里证未除，一般可用下法。但若里实未成，未见大满大实之症，则不可用攻下法，若过早攻下，则不能解除其病；若表证已解，而里实已甚，肠中燥屎已成，而见大满大实之症，就应攻下燥屎，燥屎得去，则病可愈。

若不能攻下，而妄行攻下，使正气受损，邪热内入，而产生协热下利、烦躁等各种变症的，不可胜数，病变轻的则会加重，重的则会死亡。

【注释】

①温覆：服药后用衣被覆盖，使周身温暖，以利于汗解。

②协热遂利：表证因误下而邪内陷，致发生下利，称为协热利。

③困笃：病变沉重难医。

夫阳盛阴虚①，汗之则死，下之则愈；阳虚阴盛②，汗之则愈，下之则死。夫如是，则神丹③安可以误发，甘遂④何可以妄攻，虚盛之治，相背千里，吉凶之机，应若影响，岂容易哉！况桂枝⑤下咽，阳盛即毙，承气⑥入胃，阴盛以亡。死生之要，在乎须臾，视身之尽，不暇计日。此阴阳虚实之交错，其候至微，发汗吐下之相反，其祸至速。而医术浅狭，懵然⑦不知病源，为治乃误，使病者殒殁⑧，自谓其分，至令冤魂塞于冥路，死尸盈于旷野，仁者鉴此，岂不痛欤！

热邪盛而阴液损伤的症候，不可发汗，误汗就会导致死亡，应当攻下，泄去热邪，就能够痊愈。寒邪盛而卫阳被遏的症候，治宜发汗，不可攻下，发汗则邪自表解而病愈；误下则正伤邪陷而病变加剧，也可引起死亡。正因为这样，所以神丹岂可以误用，甘遂岂可以妄攻，须知虚与实的治法，相去很远，用药是否当否与病情的安危，有着密切的影响，治病岂是容易的事呀！何况误用桂枝汤，阳热过盛就会毙命，误用承气汤，阴寒愈增就会死亡。顷刻之间死生立判，眼望着患者死去，来不及计算日期。这种阴阳虚实交互错杂的变化，在症候表现上极其轻微，若误用了发汗吐下等治法，就会很快发生不良的后果。医术浅薄狭窄的人，糊糊涂涂，不了解病的根源，当然会犯治疗错误，促使患者死亡，还说是患者本来就该死，以至误治而死的尸体遍于旷野，富有仁爱之心的人，能不感到痛心吗！

【注释】

①阳盛阴虚：热邪盛而里阴被灼的症候。

②阳虚阴盛：寒邪盛而表阳被遏的症候。

③神丹：一种发汗剂。

④甘遂：峻逐水邪的药物。

⑤桂枝：桂枝汤。

⑥承气：承气汤。

⑦憒然：糊涂的样子。

⑧殒殁：死亡。

凡两感病俱作，治有先后，发表攻里，本自不同，而执迷妄意①者，乃云神丹、甘遂合而饮之，且解其表，又除其里，言巧似是，其理实违。夫智者之举错②也，常审以慎；愚者之动作也，必果而速，安危之变，岂可诡哉！世上之士，但务彼翕习③之荣，而莫见此倾危④之败，惟明者居然能护其本，近取诸身，夫何远之有焉。

凡属两感病而同时发作的，治疗应有先后的步骤，因为发表和攻里，本来是作用不同的治法，而秉性固执、缺乏分辨能力的人，仅靠自己的猜测，竟说神丹和甘遂可以合起来使用，既能解表，又能除里，说得巧妙，似乎颇有道理，实际是违反了治疗的理论。聪明人的举动措施，常常是经过周密思考而且十分慎重；愚蠢人的行为动作，必定是鲁莽武断且急于求成，这牵涉患者的生死安危，怎么能听信诡辩呢？现在有知识的人，追求那亲近习熟的光荣，而看不到这倾覆危害的败坏。只有明白医理的人，平时能爱护自己的生命，并能推己及人，将别人的疾病，看成自己的疾病一样，若果真如此，怎么会因患者的关系疏远而漠不关心呢？

【注释】

①执迷妄意：以意推测，固执己见而执迷不悟。

②举错："错"同"措"，举动与措施。

③翕习：亲近习熟的意思。

④倾危：倾覆危害。

凡发汗温服汤药，其方虽言日三服，若病剧不解，当促其间①，可半日中尽三服。若与病相阻，即便有所觉。

病重者，一日一夜，当晬时②观之。如服一剂，病证犹在，故当复作本汤服之。至有不肯汗出，服三剂乃解。若汗不出者，死病也。

凡是温服发汗的汤药，处方后虽然说明一日服三次，但如果病情严重，服一次药后病不能解除的，服药间隔时间就应当适当缩短，可以在半天内服完三次。若药不对症，服药后就出现不适的感觉。病情重的，昼夜皆应服药，并二十四小时严密观察，以防病情变化。若一剂药服完后，病症尚存的，应当再煎制汤药服用。此外，有的患者服药后不易出汗，直至服完三剂药后才汗出病解。若服药后始终不出汗的，属于危候。

【注释】

①当促其间：缩短服药的间隔时间。

②晬时：周时，指一昼夜二十四小时。

凡得时气病，至五六日，而渴欲饮水，饮不能多，不当与也。何者？以腹中热尚少，不能消之，便更与人作病也。至七八日大渴欲饮水者，犹当依证而与之，与之常令不足，勿极意也①，言能饮一斗，与五升。若饮而腹满，小便不利，若喘若哕②，不可与之也。忽然大汗出，是为自愈也。

凡得时气病，到五六日的时候，口渴想饮水，而不能多饮的，那就不应当勉强给他水喝。为什么呢？因为患者里热未盛，不能消水，水入不行，必然增加它病。到了七八日口大渴欲饮水，还是应当依据病情，酌量饮服，勿使患者满足，譬如说患者能喝一斗，只可给予五升。若饮水后患者感到腹部饱满，小便不利，或气喘，或呃逆，就不可再给了。如果喝水后，忽然大汗出，那就是病要自愈的征象。

【注释】

①勿极意也：不使过度的意思。

②哕：呃逆。

凡得病，反能饮水，此为欲之病。其不晓病者，但闻病饮水自愈，小渴①者，乃强与饮之，因成其祸，不可复数。

凡得病之后，反而能喝水的，这是阳气恢复，疾病将要痊愈的佳兆。有不了解病理的人，只听说患者能喝水就会自愈，一旦见到患者出现轻微口渴的症状，就强迫其大量喝水，因而酿成灾祸的，为数不少。

【注释】

①小渴：轻度的口渴。

凡得病，厥①脉动数②，服汤药更③迟，脉浮大减小，初躁后静，此皆愈证也。

大凡患病，在开始的时候，脉象动数，服了汤药以后，改变成迟脉；或原来是浮大的脉，现在转变为小脉；或开始是烦躁不安，现在精神安静，这些都是疾病将愈的征象。

【注释】

①厥：做"其"字解。
②脉动数：脉象数而圆滑有力。
③更：改变。

凡治温病，可刺五十九穴①。

凡治疗温病，可刺五十九穴以泄其邪热。

【注释】

①五十九穴：又称五十九刺，穴名见于《素问·刺热论》与《灵枢·热病》。其分布区域，头部二十五穴，胸部与四肢共三十四穴。

人身之穴，三百六十有五，其三十九穴，灸之有害，七十九穴，刺之为灾，并中髓①也。

人身上的孔穴，共有三百六十五个，其中有三十九个穴位忌灸，七十九个穴位忌用针刺，如果误用了艾灸或针刺，就会发生灾害，并且会伤及骨髓。

【注释】

①中髓：损伤骨髓。

【温馨贴士】

中医穴位疗法

中医的穴位疗法是我们的祖先留给我们的珍贵遗产，对人体健康有益这一点是不容置疑的。穴位是指神经末梢密集或神经干线经过的地方。穴位的学名叫"腧穴"。人体穴位主要有三大作用，它既是经络之气输注于体表的部位，又是疾病反映于体表的部位，还是针灸、推拿、气功等疗法的施术部位。穴位具有"按之快然""驱病迅速"的神奇功效。因此，通过给予穴位按压、温灸、针刺等方法来刺激，使能量的流动顺畅，从而激发细胞活力，延缓细胞的衰老过程，提高人体原本就具有的自愈力及免疫力，来增进内脏功能，使身体更加强健。

中医的穴位疗法在于改善人体各种不适症状、增强机体免疫力、预防疾病。当然，需要注意的是，用穴位疗法必须遵循相应的原则，不可胡乱使用。

脉四损，三日死，平人四息，患者脉一至，名曰四损；脉五损，一日死，平人五息，患者脉一至，名曰五损；脉六损，一时死，平人六息，患者脉一至，名曰六损。

凡出现四损之脉的，三天则会死亡。所谓"四损"，是指正常人呼吸四次，患者脉搏来一次。若出现五损之脉的，一天则会死亡。所谓"五损"，是指正常人呼吸五次，患者脉搏来一次。若出现六损之脉的，一个时辰则会死亡。所谓"六损"，是指正常人呼吸六次，患者脉搏来一次。

脉盛身寒，得之伤寒；脉虚身热，得之伤暑。

脉象有力而身上怕冷的，是因为感受了寒邪；脉虚无力而身上发热的，是因为感受暑邪。

脉象尺寸部都盛大，大汗淋漓而病未解的，属正不胜邪之兆，是死候。

脉阴阳俱虚，热不止者，死。

脉的尺部寸部都虚弱无力，而发热不止的，为死候。

脉至乍数乍疏者死；脉至如转索，其日死。

脉搏跳动坚硬搏指，似扭转的绳索的，为真脏脉现之兆，预后不良。当日而死。

谵言妄语，身微热，脉浮大，手足温者生；逆冷，脉沉细者，不过一日死矣。

胡言乱语，身上微有发热，脉象浮大，手足温暖的，预后良好；如果手足逆冷，脉象沉细的，不出一日就会死亡。

此以前是伤寒热病症候也。

以上所说的，是伤寒热病的症候。

【温馨贴士】

养生要顺四时之变

四季，又被称为"四时"，也就是每年的春、夏、秋、冬四个季节。季节交替是地球公转和自转形成的。古代医学认为，人体的水液、气血，以及人的精神状态，都与四时的阴阳变化有着密切的关系。人的生理活动与精神活动，只有适应四季暖、热、凉、寒的变化，才能与外界环境保持平衡，有益于养生保健。这与现代科学所认为的"生命产生的条件，正是天地间能量与物质相互作用的结果"这一看法是基本一致的。

四时对人体气血脉象的影响。据《内经素问·八正神明论》记载："天温日明，则人血淖液而卫气浮，故血易泻，气易行；天寒日阴，则人血凝泣而卫气沉。"这句话的意思是，气血在天气炎热的时候畅通易行，在天气寒冷时则容易凝滞。中医认为，气血行于经脉之中，因此，气候对气血运行的变化会引起脉象的变化。关于四季脉象，《内经素问·脉要精微论》中有形象的描述，说春季的脉象如规之圆滑，夏季的脉象如矩之方盛，秋之脉象如衡之平浮，冬之脉象如权之沉下。

四时对人体精神活动的影响。据《黄帝内经直解》记载："四气调神气，随春夏秋冬四时之气，调肝、心、脾、肺、肾五脏之神态也。"著名的医学家吴鹤皋曾言："言顺于四时之气，调摄精神，亦上医治未病也。"也就是说，人应当遵照四季的变化与四季的特点来调节精神状态。具体而言，春温春生，但易使人懒散、倦怠，那就要保持积极向上的精神。夏热夏长，易使人浮躁、焦急，那就要使自己在精神上保持安详、镇定。秋凉秋收，易使人忧愁、感伤，那就要使自己保持开朗、乐观。冬寒冬藏，易使人消沉、孤寂，那就要使自己保持活泼、热情。在精神活动方面，只有吸收每个季节对自己有利的一面，防止、克服对自己不利的一面，才能有利于身体健康。

正如《黄帝内经》中所载："人与天地相参也，与日月相应也。"人们只有与自然相谐相处、顺四时之变而养生，才能健康生活、颐养天年。

卷二 辨痉湿暍脉证第四

图解伤寒论

【本篇精华】

1. 痉、湿、暍三种病症的特征；
2. 痉、湿、暍三种病症与伤寒症的区别。

【原文】→【译文】

伤寒所致太阳病，痉①湿暍②此三种，宜应别论，以为与伤寒相似，故此见之。

外邪所致的痉、湿、暍这三种病，本应另当别论。但由于此三者与太阳病的表现极其相似，故在本篇一并叙述。

【注释】

①痉：一种脊背强直的病症。
②暍：伤暑。

太阳病，发热无汗，反恶寒者，名曰刚痉。

太阳病，发热无汗，反而怕冷的，叫作刚痉。

太阳病，发热汗出，而不恶寒，《病源云恶寒》名曰柔痉。

太阳病，发热，汗出，不怕冷的，叫作柔痉。

太阳病，发热，脉沉而细者，名曰痉。

太阳病，发热，脉沉而细者，名曰痉。

太阳病，发汗太多，因致痉。

太阳病，由于发汗大多，因而引起痉病。

病身热足寒，颈项强急，恶寒，时头热面赤，目脉赤，独头面摇，卒①口噤，背反张者，痉病也。

患者身上发热，足部发凉，颈强强急，畏寒，有时头部烘热，面部及眼睛发红，头部动摇不停，突然出现牙关咬紧不开、背部强直、角弓反张的，即为痉病。

【注释】

①卒：忽然的意思。

湿家，其人但头汗出，背强，欲得被覆向火。若下之早则哕，胸满，小便不利，舌上如胎①者，以丹田②有热，胸中有寒，渴欲得水，而不能饮，口燥烦也。

久患湿病的人，出现头部出汗，背部强硬不舒，形寒怕冷的症状，想要盖被或烤火取暖的，这是寒湿郁于肌表，卫阳被遏之症，治当温阳化湿解表，不可攻下。若误用攻下，势必正气受到损伤，导致阳气下陷、湿阻于中，出现呃逆、胸闷、小便不通畅、口渴不能饮、舌上生苔等症。

【注释】

①舌上如胎：胎同"苔"，舌上好像有苔生长。

②丹田：在脐下为下丹田，在心下为中丹田，在两眉间为上丹田。这里所称应是位于脐下的下丹田。

湿家下之，额上汗出，微喘，小便利（一云不利）者，死。若下利不止者，亦死。

久患湿病的人，误服泻下方药，以致额上出汗，微有气喘，小便多的，是死症；若腹泻不止的，也是死症。

问曰：风湿相搏，一身尽疼痛，法当汗出而解，值天阴雨不止，医云：此可发汗，汗之病不愈者，何也？答曰发其汗，汗大出者，但风气去，湿气在，是故不愈也。若治风湿者，发其汗，但微微似欲汗出者，风湿俱去也。

问：风湿之邪相合，引起浑身疼痛，依照治疗法则，应当发汗驱邪，汗出邪散病则可痊愈。但巧遇天阴下雨不止的话，医生说可以发汗，而发了汗病却不愈，这是为什么呢？答：这是发汗太过的缘故，汗出很多，只驱除了风邪，而湿邪仍然存在，故病未痊愈。倘若用发汗法治疗风湿病，只宜让患者微微出汗，这样才能同时解除风邪和湿邪。

湿家病，身上疼痛，发热面黄而喘，头痛，鼻塞而烦，其脉大，自能饮食，腹中和无病，病在头中寒湿，故鼻塞，内①药鼻中，则愈。

常患湿病的人，身体疼痛，发热，面色黄而气喘，头疼鼻塞，心烦不安。患者的脉象大，饮食如常，这表明腹内平和无病，病在头部感受了寒湿，所以鼻塞不通，可以用药纳入鼻腔中，就可痊愈。

【注释】

①内：同"纳"，有放入、塞入之意。

太阳中暍者，身热疼重，而脉微弱，此亦夏月伤冷水，水行皮中所致也。

太阳经中暍的患者，发热身疼且重，而脉象微弱，这是因为夏季伤于冷水，水湿侵入皮肤腠理所致。

太阳中暍者，发热恶寒，身重而疼痛，其脉弦细芤迟，小便已，洒洒然毛耸，手足逆冷，小有劳，身即热，口开，前板齿燥。若发汗，则恶寒甚；

加温针，则发热甚；数下之，则淋甚。

太阳中暑症，出现发热，怕冷，身体沉重疼痛，脉象弦细芤迟，解了小便后，就毛骨悚然、怕冷更甚，手足冰凉，稍微劳动，身体就发热，口则张开呼吸，门齿干燥。这是暑湿相兼而又气阴不足之症，治当清暑益气化湿，禁用发汗、攻下、温针。若误用发汗法治疗，则会加重怕冷的病情；误用温针，就会使发热更剧；若屡次攻下，小便则会淋涩不通。

【注释】

①洒洒然：恶寒貌。

卷二 图解伤寒论
辨太阳病脉证并治法（上）第五

【本篇精华】

1. 太阳病的症状；
2. 中风、伤寒和温病的异同。

【原文】→【译文】

太阳之为病，脉浮①，头项强痛②而恶寒③。

太阳病的症候，是以脉象浮、头痛、项部拘急不舒、畏寒为基本特征。

【注释】

①脉浮：脉象浅表，轻手按之即得，犹如木浮水面。

②头项强痛：头痛项强。项是颈的后部；强，去声，强直不柔和貌。

③恶寒：恶，厌恶、嫌憎的意思。恶寒即厌恶寒冷。

太阳病，发热，汗出，恶风，脉缓①者，名为中风②。

太阳病，见到发热，自汗出，厌恶风吹，脉象浮缓的，就叫作中风。

【注释】

①脉缓：王太仆说："缓者，缓纵之状，非动而迟缓也。"就是和缓的意思。

②中风：伤风。与猝然晕倒、口眼㖞斜、肢体不遂的中风不同。

太阳病，或已发热，或未发热，必恶寒，体痛，呕逆，脉阴阳俱紧①者，名为伤寒②。

太阳病，已经发热，或者尚未发热，畏冷，头痛，项部拘急不舒，身体疼痛，呕逆，无汗，寸、关、尺三部脉象皆浮紧的，即为伤寒。

【注释】

①脉阴阳俱紧：阴阳有两种解释。一是认为指脉的尺寸，脉尺寸俱紧；二是认为指脉的沉浮，脉浮沉俱紧。两种说法都有道理，但从表证脉必浮来看，应是浮紧，那么，则以尺寸俱紧更符合实际。参考麻黄汤禁例有尺中脉迟、尺中脉微禁用，也可资佐证。

"紧"指脉的紧张状态,与弦脉相似而如转索有力。

②伤寒:太阳病无汗脉紧,象征寒性凝敛,故名为伤寒。此属狭义伤寒,不是泛指外感热病的广义伤寒。

==伤寒一日,太阳受之。脉若静者,为不传。颇欲吐,若躁烦,脉数急者,为传也。==

外感风寒之邪一天,太阳受之。如果脉气微,则没有向其他经发展。如果想吐,或是出现了烦躁,浮脉变成了数急之脉,就说明病向里传变了。

==伤寒二三日,阳明、少阳证不见者,为不传也。==

外感病两三天,已到邪传阳明、少阳之期,若不见阳明、少阳病的见症,而只见太阳病症候的,表示病未传变。

==太阳病,发热而渴,不恶寒者,为温病①。若发汗已,身灼热②者,名曰风温③。风温为病,脉阴阳俱浮,自汗出,身重,多眠睡,鼻息必鼾④,语言难出。若被下者,小便不利,直视失溲⑤;若被火⑥者,微发黄色,剧则如惊痫,时瘛疭⑦;若火熏之⑧,一逆⑨尚引日,再逆促命期。==

太阳病,见到发热口渴,不恶寒的,就叫作温病。如果在使用发汗的方法以后,热势更高如同烧灼一样,名叫风温。风温的症候特点是尺脉和寸脉都见浮象,自动出汗,身体沉重,经常睡眠,呼吸时鼻有鼾声,而且语

言困难。假使误用下法,便会引起小便不利,两眼直视,甚至大小便失禁。假使误用火法,轻则导致皮肤发黄,严重的就会引起如同惊痫的症状,时时手足抽搐痉挛。倘若再用火熏的方法,那就误上加误了。一次错误的治疗,变证虽重,还不至于马上死亡;再次误治,生命危险就迫在眉睫了。

【注释】

①温病:广义伤寒之一。

②灼热:形容身热很高,如同烧灼。

③风温:温病误用辛温发汗后的变症,与后世的外感风温病不同。

④鼾:呼吸时鼻中发出的响声。

⑤失溲:《仓公传》:"使人不得前后溲。"又"难于大小溲。"这里的失溲,含有大小便自遗的意思。

⑥被火:误用火法治疗。火法包括烧针、艾灸、熏、熨等。

⑦瘛疭:手足抽搐痉挛。

⑧若火熏之:形容肤色发黄而晦暗,如烟火熏灼的一般。

⑨逆:治疗上的错误。

==病有发热恶寒者,发于阳也;无热恶寒者,发于阴也。发于阳者,七日愈,发于阴者,六日愈,以阳数七、阴数六故也。==

患外感病,若有发热畏寒的症状出现,是病在阳经的表现;若有无热畏寒的症状出现,是病在阴经的表现。病在阳经的,大约七天可以痊愈;病

在阴经的，大约六天可以痊愈。这是七属于阳数、六属于阴数的缘故。

太阳病欲解时，从巳至未①上。

太阳病将要解除的时间，在上午九时到下午三时之间。

【注释】

①从巳至未：巳，上午九时至十一时；未，下午一时至三时。从巳至未，即从九时至十五时。

风家，表解而不了了者，十二日愈。

容易患太阳中风的人，表证解除后，身体仍感不适者，需待一定的时日，正气恢复，则可痊愈。

【注释】

①风家：凡"家"字，皆指宿病而言，此处只作太阳中风症。

②不了了：就是不清楚、不轻快的意思。

太阳中风，阳浮而阴弱①，阳浮者，热自发，阴弱者，汗自出；啬啬②恶寒，淅淅③恶风，翕翕发热④，鼻鸣⑤干呕⑥者，桂枝汤主之。

太阳中风症，脉象寸浮而尺弱，寸脉浮的，自有发热，尺脉弱的，自会汗出。患者啬啬然恶寒，淅淅然恶风，发热好像皮毛披覆在身上一样，并伴有鼻息鸣响和干呕等症状，可用桂枝汤主治。

【注释】

①阳浮而阴弱：有释为病机，有释为脉象，两说俱可通。主脉者又有浮沉与尺寸两种意见，根据本条及其他有关条文的内容相衡，应以寸浮尺弱的解释理由为优。

②啬啬：悭吝畏怯貌，形容恶寒畏缩的状态。

③淅淅：风声，如冷雨凉风侵入肌肤的感觉。

④翕翕发热：形容发热的轻浅，患者感觉像羽毛披覆在身上一样。

⑤鼻鸣：鼻中窒塞，气息不利而发出的鸣响。

⑥干呕：呕而无物，叫作干呕。

桂枝汤方

桂枝汤方桂芍草，佐用生姜和大枣，啜粥温服取微汗，调和营卫解肌表。

别名： 阳旦汤（《伤寒论》）。

药物组成： 桂枝（去皮）、芍药、生姜（切）各9克，甘草（炙）6克，大枣（擘）12枚。

功能主治： 解肌发汗，调和营卫。治外感风寒，发热恶风，头痛项强，身痛有汗，鼻鸣干呕，苔白不渴，脉浮缓或浮弱。现用于感冒、流行性感冒等见上述症状者。

用法用量： 以水700毫升，微火煮取300毫升，去滓。适寒温，服100毫升。服已须臾，啜热稀粥适量，以助药力。温覆一时许，遍身微汗者为佳。

若一服汗出病愈，停后服，不必尽剂，若不汗，更服，依前法，又不汗，后服小促其间，半日许，令三服尽。服一剂尽，病证犹在者，更作服，若汗不出者，乃服至二三剂。

注意：服药期间，禁食生冷、黏滑、肉、面、五辛、酒酪、臭恶等物。表实无汗，表寒里热，及温病初起，见发热口渴者，均忌用。

方义方解：本方证属腠理不固，风寒外袭，营卫不和。治宜辛温解肌，调和营卫。方中桂枝散寒解肌为君；芍药敛阴和营为臣；生姜助桂枝解肌祛邪，大枣助芍药和里营，并为佐药；甘草益气和中，调和诸药为使。配合成方，共奏解肌发汗，调和营卫之功。

药材档案

桂枝

别名：柳桂、桂枝尖、嫩桂枝。

来源：为樟科植物肉桂的嫩枝。

药材特征：本品呈长圆柱形，多分枝，长30～75厘米，粗端直径0.3～1厘米。表面红棕色至棕色，有纵棱线、细皱纹及小疙瘩状的叶痕、枝痕和芽痕，皮孔点状。质硬而脆，易折断。切片厚2～4毫米，断面皮部红棕色，木部黄白色至浅黄棕色，髓部略呈方形。有特异香气，味甜、微辛，皮部味较浓。

性味归经：辛、甘，温。归心、肺、膀胱经。

功效主治：发汗解肌，温通经脉，助阳化气，平冲降气。用于风寒感冒，脘腹冷痛，血寒经闭，关节痹痛，痰饮，水肿，心悸，奔豚。

用量用法用量：3～10克，煎服。

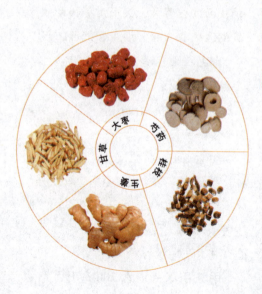

太阳病，头痛发热，汗出恶风者，桂枝汤主之。

太阳病，只要有头痛、发热、汗出、畏风症状出现的，桂枝汤则可主治。

太阳病，项背强几几[①]者，反汗出恶风者，桂枝加葛根汤主之。

太阳病，项部连背部强直拘急，俯仰不得自如，反而出汗恶风的，用桂枝加葛根汤主治。

辨太阳病脉证并治法上第五

【注释】

①几几：俯仰不自如貌。《刺腰痛论》曰："腰痛侠脊而痛至头，几几然。"取微似汗，不须吃粥，余如桂枝法桂枝法及禁忌。

太阳病，下之后，其气上冲①者，可与桂枝汤方，用前法。若不上冲者，不得与之。

太阳病，误用了泻下药之后，患者自觉胸中有气逆上冲感觉的，可以用桂枝汤治疗，服药方法同于前。若误下后没有气逆上冲感觉的，则不能用桂枝汤治疗。

【注释】

①其气上冲：患者自觉胸中有气上冲。

太阳病三日，已发汗，若吐、若下、若温针①，仍不解者，此为坏病②，桂枝不中与③之也。观其脉证，知犯何逆，随证治之。桂枝本为解肌④，若其人脉浮紧，发热汗不出者，不可与之也。常须识⑤此，勿令误也。

太阳病三日，已经用过发汗方法，又用过涌吐，或攻下，或温针等治法，而病仍不解的，这是治疗不当，成为坏病，桂枝汤是不适用的。应当了解其脉症变化，通过具体分析，得出病变矛盾的主要方面，然后随症选择治疗方法。桂枝汤本来的作用是解除肌表之邪，假使患者的脉象浮紧，发热而无汗的，不可用桂枝汤，应常记着桂枝汤的宜忌，不要犯使用不当的错误。

【注释】

①温针：针灸的一种方法，用针针于一定穴内，以艾裹针体而蒸烧之，以冀发汗。

②坏病：因治疗错误致病情发生恶化，症候变乱，而不能称其名者。

③不中与：不中用的意思。

④解肌：解散肌表之邪，也属发汗的范畴，但与开表发汗不同。

⑤识：读"志"，记也。《论语》："汝以予为多学而识之者欤。"

若酒客①病，不可与桂枝汤，得之则呕，以酒客不喜甘故也。

平素嗜酒的人，若患了太阳中风症，不应用桂枝汤治疗，若服用了桂枝汤，就会出现呕吐的症状，这是嗜酒的人多湿热内蕴，而桂枝汤是辛甘温之剂，用后更助热留湿的缘故。

【注释】

①酒客：平素嗜好饮酒的人。

喘家①，作桂枝汤加厚朴、杏子仁，佳。

素有喘病的人，因感外邪而喘，治以桂枝汤加厚朴、杏仁，颇有效果。

【注释】

①喘家：素有喘病的人。

凡服桂枝汤吐者，其后必吐脓血也。

凡是内热炽盛的患者，若服用桂枝汤而发生呕吐的，以后可能会出现吐脓血的变症。

太阳病，发汗，遂漏①不止，其人恶风，小便难②，四肢微急③，难以屈伸者，桂枝加附子汤主之。

太阳病，发汗太过，导致汗出淋漓不止、患者怕冷、小便短小、四肢微感拘急疼痛、屈伸困难，若仍然存在头痛、发热等表证的，用桂枝加附子汤主治。

【注释】

①漏：渗泄不止的意思，在这里形容汗出不断。

②小便难：小便不通畅。

③急：拘急，屈伸运动不得自如。

太阳病，下之后，脉促胸满者，桂枝去芍药汤主之。若微恶寒者，桂枝去芍药加附子汤主之。

太阳病，误用攻下之后，有脉象急促、短促，胸部胀闷症状出现的，用桂枝去芍药汤主治。

太阳病，得之八九日，如疟状①，发热恶寒，热多寒少，其人不呕，清便欲自可②，一日二三度发。脉微缓③者，为欲愈也。脉微而恶寒者，此阴阳俱虚④，不可更发汗、更下、更吐也；面色反有热色⑤者，未欲解也，以其不能得小汗出，身必痒，宜桂枝麻黄各半汤。

太阳病，已经得了八九天，患者发热怕冷，发热的时间较长，怕冷的时间较短，一天发作两三次，似疟疾般，患者不呕吐，大小便正常，即邪气郁滞在表的表现。此时，若脉象渐趋调匀和缓的，是邪气去、正气复的征象，疾病即将痊愈。若脉象微弱而怕冷的，这是表里阳气皆虚，可能系误用汗、吐、下所致，因此，就不能再用发汗、攻下、涌吐的方法治疗了。若面部反而出现红色的，表明邪气仍郁滞在肌表未能解除，患者皮肤还一定有瘙痒的症状，适宜用桂枝麻黄各半汤治疗。

【注释】

①如疟状：寒热发作的情况，好像疟疾一样。

②清便欲自可：清同圊，古代称路厕为"行清"。清便欲自可，就是大小便尚能如常的意思。

③脉微缓：微与洪相对，缓与紧相对，微缓就是不洪不紧而柔和的意思。

④阴阳俱虚：这里的阴阳，指表里言，谓表里都虚。

⑤热色：红色。

太阳病，初服桂枝汤，反烦不解者，先刺风池①、风府②，却与桂枝汤则愈。

太阳病，服了桂枝汤，不仅表证未解，反而增添了烦闷不安的感觉，此乃邪气郁滞太甚所致。治疗应当先针刺风池、风府，以疏经泄邪，然后再给予桂枝汤就可以痊愈。

【注释】

①风池：穴名，在脑后（脑空穴下）发际陷中，枕骨斜下方凹陷中，是足少阳胆经穴，可治热病汗不出、偏正头痛、颈项强直等症。

②风府：穴名，在项后入发际一寸，在枕骨与第一颈椎之间，是督脉经的穴位，可治头项强痛、中风、偏枯、头疼项强等症。

> 服桂枝汤，大汗出，脉洪大①者，与桂枝汤，如前法。若形似疟，一日再发者，汗出必解，宜桂枝二麻黄一汤。

服了桂枝汤以后，大汗淋漓，脉象洪大，表证仍在，仍可用桂枝汤，应遵照服药的调护方法。假如恶寒发热似疟，一日两次发作的，还须得汗始解，宜用桂枝二麻黄一汤。

【注释】

①脉洪大：脉形盛大如洪水泛滥，宽洪满指，但来盛去衰。

> 服桂枝汤，大汗出后，大烦渴不解①，脉洪大者，白虎加人参汤主之。

太阳中风症，服了桂枝汤后，出很多汗，患者出现心烦口渴很厉害、饮水不能缓解、脉象洪大症状的，为邪传阳明，热盛而津伤，用白虎加人参汤主治。

【注释】

①大烦渴不解：烦是心烦，渴是口渴，大是形容烦渴得厉害，不解是病未愈的意思。

> 太阳病，发热恶寒，热多寒少；脉微弱者，此无阳也，不可发汗；宜桂枝二越婢①一汤。

太阳病，发热怕冷，发热的时间长，怕冷的时间短，一天发作两三次，并见心烦、口渴的，为表郁兼内热之症，可用桂枝二越婢一汤治疗。若患者脉象微弱的，这是阳气虚弱，发汗法不能治愈。

【注释】

①越婢："婢"与"脾"古字通用，《玉函经》方后煎法，二"婢"字均作"脾"，可证。成注：发越脾气，通行津液。

> 服桂枝汤，或下之，仍头项强痛，翕翕发热，无汗，心下满微痛，小便不利者，桂枝去桂加茯苓白术汤主之。

服了桂枝汤，或使用了泻下法后，患者仍然头痛，项部拘急不柔和，犹如皮毛覆盖在身上一样发热、无汗，胃脘部胀满，微感疼痛，小便不通畅者，用桂枝汤去桂加茯苓白术汤主治。

> 伤寒，脉浮，自汗出，小便数，心烦，微恶寒，脚挛急①，反与桂枝汤欲攻其表，此误也。得之便厥②，咽中干，烦躁吐逆者，作甘草干姜汤与之，以复其阳；若厥愈足温者，更作芍药甘草汤与之，其脚即伸；若胃气不和，谵语③者，少与调胃承气汤；若重发汗，复加烧针者，四逆汤主之。

伤寒病,出现脉浮、自汗出、小便频数、心烦、轻微怕冷、两小腿肚拘急疼痛、难以屈伸症状的是太阳中风兼阳虚阴亏症,治当扶阳解表,反而单用桂枝汤来解表,这是错误的治法。服药后就出现了四肢冰冷、咽喉干燥、烦躁不安、呕吐等症,是误治导致阴阳两虚。治疗应该先给予甘草干姜汤,使阳气来复,若服了甘草干姜汤后四肢厥冷转愈而见两腿温暖的,说明阳气已复。然后再给予芍药甘草汤来复阴,阴液恢复,患者两小腿肚拘急疼痛即可解除,两腿即可自由伸展。若误汗伤津,致肠胃燥实而气机不调和,有谵言妄语等症出现的,可以少量调胃承气汤治疗。若反复发汗,再加上用烧针强迫发汗,汗多亡阳,导致少阴阳衰的,应当用四逆汤主治。

【注释】

①挛急:伸展不利。

②厥:手足发冷。

③谵语:神昏妄言,也就是说胡话。

桂枝二越婢一汤方

桂加麻膏量要轻,热多寒少脉不丰,
小汗法中兼清热,桂二越一记心中。

药物组成: 桂枝(去皮)、芍药、麻黄、甘草(炙)各2.3克,大枣(擘)4枚,生姜(切)3.1克,石膏(碎,绵裹)3克。

功能主治: 发汗解表,兼清里热。

治太阳病,发热恶寒,热多寒少,脉微弱,属外感风寒,内有郁热之轻证。

用法用量: 上七味,以水500毫升,煮麻黄一二沸,去上沫,纳诸药,煮取200毫升,去滓,温服100毫升。

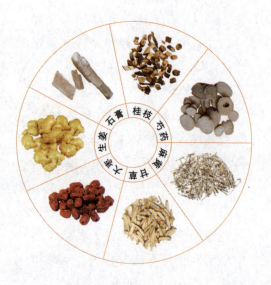

药材档案

甘草

别名: 美草、密甘、密草、国老、粉草、甜根子、甜草根、粉甘草、红甘草。

来源: 本品为豆科植物甘草、胀果甘草或光果甘草的干燥根及根茎。

药材特征: 根呈圆柱形,长25~100厘米,直径0.6~3.5厘米。外皮松紧不一。表面红棕色或灰棕色,具显著的纵皱纹、沟纹、皮孔及稀疏的细根痕。质坚实,断面略显纤维性,黄白色,粉性,形成层环明显,射线放射状,有的有裂隙。根茎呈圆柱形,表面有芽痕，断面中部有髓。气微，味甜而特殊。

性味归经：甘，平。归心、肺、脾、胃经。

功能主治：补脾益气，清热解毒，祛痰止咳，缓急止痛，调和诸药。用于脾胃虚弱，倦怠乏力，心悸气短，咳嗽痰多，脘腹、四肢挛急疼痛，痈肿疮毒，缓解药物毒性、烈性。

用量用法用量：内服：2～10克，煎服。

甘草干姜汤方

甘草干姜二药齐，温肺运脾暖四肢，
金匮用以治肺痿，咳嗽多涎尿也遗。

别名：干姜甘草汤、复阴汤

药物组成：甘草（炙）12克，干姜（炮）6克。

随证加减用药：若胃寒明显者，加附子、肉桂，以温暖阳气；若呕吐者，加半夏、陈皮，以降逆止呕；若大便溏者，加扁豆、莲子肉，以健脾止泻等。

功能主治：复阳气。脾胃阳虚，手足不温，口不渴，烦躁吐逆；老年虚弱尿频，下半身常冷，咳唾痰稀，眩晕短气，脉沉无力；现用于胃脘痛、吐酸、肠鸣腹泻、胸背彻痛、眩晕、喘咳，经期腹痛属寒证者；伤寒脉浮，自汗出，小便数，心烦，微恶寒，脚挛急，反与桂枝，欲攻其表，此误也，得之便厥，咽中干，烦躁吐逆者；肺痿

吐涎沫而不咳者，其人不渴，必遗尿，小便数。

用法用量：以水3升，煮取1升5合。去滓，分温再服。

加减化裁：若胃寒明显者，加附子、肉桂，以温暖阳气；若呕吐者，加半夏、陈皮，以降逆止呕；

若大便溏者，加扁豆、莲子肉，以健脾止泻等。

方义方解：《伤寒今释》：干姜与附子，俱为纯阳大热之药，俱能振起机能之衰减。惟附子之效，偏于全身；干姜之效，限于局部。其主效在温运消化器官，而兼于肺，故肺寒、胃寒、肠寒者，用干姜；心脏衰弱，细胞之生活力减退者，用附子。吉益氏《药徵》谓附子逐水，干姜主结滞水毒。盖心脏衰弱者，往往引起郁血性水肿，其舌淡胖，如经水浸，用姜附以强心，则水肿自退，非姜附能逐水也。

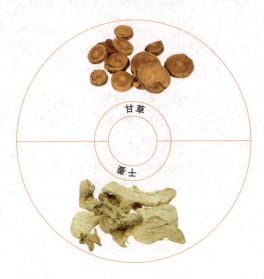

药材档案

干姜

别名： 均姜、白姜、干生姜。

来源： 为姜科植物姜的干燥根茎。

药材特征：

干姜：呈扁平块状，具指状分枝，长3～7厘米，厚1～2厘米。表面灰黄色或浅灰棕色，粗糙，具纵皱纹及明显的环节。分枝处常有鳞叶残存，分枝顶端有茎痕或芽。质坚实，断面黄白色或灰白色，粉性或颗粒性，内皮层环纹明显，维管束及黄色油点散在。气香、特异。味辛辣。

干姜片：为不规则纵切片或斜切片，具指状分枝，长1～6厘米，宽1～2厘米，厚0.2～0.4厘米。外皮灰黄色或浅黄棕色，粗糙，具纵皱纹及明显的环节，切面灰黄色或灰白色，略显粉性，可见较多的纵向纤维，有的呈毛状。质坚实，断面纤维性。气香、特异，味辛辣。

性味归经： 辛，热。归脾、胃、肾、心、肺经。

功效主治： 温中散寒，回阳通脉，温肺化饮。用于脘腹冷痛，呕吐泄泻，肢冷脉微，痰饮喘咳。

用量用法用量： 3～10克，煎服。

芍药甘草汤方

芍药甘草两药投，筋挛拘急足趾抽，
苦甘化阴利血脉，滋阴柔肝效立瘳。

别名： 戊己汤（《症因脉治》卷四）。

药物组成： 芍药、甘草各12克。

功能主治： 调和肝脾，缓急止痛。治伤寒伤阴，筋脉失濡，腿脚挛急，心烦，微恶寒，肝脾不和，脘腹疼痛。现用于血虚津伤所致的腓肠肌痉挛、肋间神经痛、胃痉挛、胃痛、腹痛、坐骨神经痛、妇科炎性腹痛、痛经；以及十二指肠溃疡、萎缩性胃炎、胃肠神经官能症、急性乳腺炎、颈椎综合征等属阴血亏虚，肝脾失调者。

用法用量： 上二味，用水600毫升，煮取300毫升，去滓，分温再服。

方义方解： 本方主治津液受损，阴血不足，筋脉失濡所致诸证。方中芍药酸寒，养血敛阴，柔肝止痛；甘草甘温，健脾益气，缓急止痛。二药相伍，酸甘化阴，调和肝脾，有柔筋止痛之效。

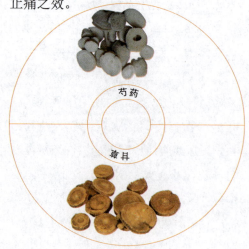

药材档案

白芍

别名： 白芍、杭芍、生白芍、大白芍、金芍药。

来源： 本品为毛茛科植物芍药的干燥根。

药材特征： 本品呈圆柱形，平直或稍弯曲，两端平截，长5～18厘米，直径1～2.5厘米。表面类白色或淡红棕色，光洁或有纵皱纹及细根痕，偶有残存的棕褐色外皮。质坚实，不易折断，断面较平坦，类白色或微带棕红色，形成层环明显，射线放射状。气微，味微苦、酸。

性味归经： 苦、酸，微寒。归肝、脾经。

功能主治： 养血调经，敛阴止汗，柔肝止痛，平抑肝阳。用于血虚萎黄，月经不调，自汗盗汗，胸胁疼痛，泻痢腹痛，四肢挛痛，头痛眩晕，崩漏，带下。

用量用法用量： 内服：6～15克，大剂量可用至30克，煎服。

调胃承气汤方

调胃承气用大黄，芒硝甘草三药偿，
胃气不和心烦热，便燥谵语舌苔黄。

药物组成： 大黄（去皮，清酒洗）12克，甘草（炙）6克，芒硝15克。

功能主治： 缓下热结。主阳明病胃肠燥热。蒸蒸发热，口渴便秘，腹满拒按，舌苔正黄，脉滑数；亦用于肠胃热盛而见发斑吐衄，口齿咽喉肿痛，中消，疮疡等。

用法用量： 上三味，以水600毫升，先煮大黄、甘草，取200毫升，去滓，纳芒硝，更上火微煮令沸。少少温服之。

注意： 虚寒性便闭忌用。

方义方解： 方中大黄苦寒，泻火通结为君，芒硝咸寒，软坚润燥为臣，甘草甘缓和中，益气养胃，以缓消黄之苦泄，使药力缓缓下行为佐。燥热得解，胃气自和，故名调胃承气汤。

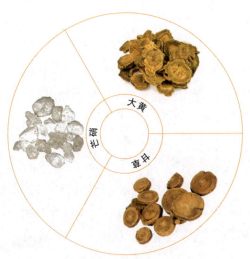

药材档案

大黄

别名： 黄良、将军、肤如、川军、锦纹大黄。

来源： 本品为蓼科植物掌叶大黄、唐古特大黄或药用大黄的干燥根及根茎。

药材特征： 本品呈类圆柱形、圆锥形、卵圆形或不规则块状，长3～17厘米，直径3～10厘米。除尽外皮者表面黄棕色至红棕色，有的可见类白色网状纹理及星点（异型维管束）散在，残留的外皮棕褐色，多具绳孔及粗皱纹。质坚实，有的中心稍松软，断面淡红棕色或黄棕色，显颗粒性；根茎髓部宽广，有星点环列或散在；根木部发达，具放射状纹理，形成层环明显，无星点。气清香，味苦而微涩，嚼之粘牙，有沙粒感。

性味归经： 苦，寒。归脾、胃、大肠、肝、心包经。

功效主治： 泻下攻积，清热泻火，凉血解毒，逐瘀通经，利湿退黄。用于实热积滞便秘，血热吐衄，目赤咽肿，痈肿疔疮，肠痈腹痛，瘀血经闭，产后瘀阻，跌打损伤，湿热痢疾，黄疸尿赤，淋证，水肿；外治水火烫伤。酒大黄善清上焦血分热毒。用于目赤咽肿，齿龈肿痛。熟大黄泻下力缓，泻火解毒。用于火毒疮疡。大黄炭凉血化瘀止血。用于血热有瘀出血症。

用量用法用量： 3～15克，用于泻下不宜久煎。外用：适量，研末调敷患处。

药物组成： 甘草（炙）6克，干姜4.5克，附子（生用）10克。

功能主治： 回阳救逆。治少阴病，四肢厥逆，恶寒蜷卧，呕吐腹痛，下利清谷；神衰欲寐，以及太阳病误汗亡阳，脉沉迟微细者。现用于心肌梗死，心力衰竭，急性胃肠炎吐泻失水，以及急性病大汗出而见虚脱者。

用法用量： 上三味，以水600毫升，煮取240毫升，去滓，分二次温服。强人可将附子与干姜加倍。

方义方解： 方中生附子大辛大热，温壮肾阳，祛寒救逆为君；干姜辛热，温里祛寒，以加强附子回阳之效为臣；炙甘草甘温，益气和中，并缓解附、姜燥烈之性为佐、使。三味配合，具有回阳救逆之功。

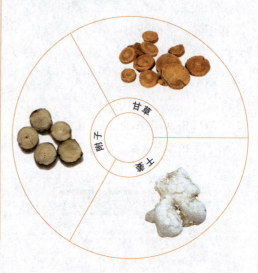

四逆汤方

四逆生附老干姜，炙草将将有专长，
少阴阳虚肢不暖，吐利烦躁欲寐方。

药材档案

附子

别名：侧子、刁附、虎掌、漏篮子、黑附子、明附片、川附子、熟白附子。

性味归经：辛、甘，大热；有毒。归心、肾、脾经。

功能主治：回阳救逆，补火助阳，散寒止痛。用于亡阳虚脱，肢冷脉微，心阳不足，胸痹心痛，虚寒吐泻，脘腹冷痛，肾阳虚衰，阳痿宫冷，阴寒水肿，阳虚外感，寒湿痹痛。

用量用法：内服：3～15克，煎服，宜先煎0.5～1小时，至口尝无麻辣感为度。

问曰：证象阳旦，按法治之而增剧，厥逆，咽中干，两胫①拘急而谵语。师曰：至夜半手足当温，两脚当伸。后如师言，何以知此？答曰：寸口脉浮而大，浮则为风，大则为虚，风则生微热，虚则两胫挛，病证象桂枝，因加附子参其间，增桂令汗出，附子温经，亡阳故也。厥逆咽中干，烦躁，阳明内结，谵语烦乱，更饮甘草干姜汤；夜半阳气还，两足当热，胫尚微拘急，重与芍药甘草汤，尔乃胫伸；以承气汤微溏，则止其谵语，故知病可愈。

问：患者的症状像桂枝汤症，按照桂枝汤症的治法进行治疗，结果反而病情加剧，出现四肢冰冷、咽喉干燥、两小腿肌肉拘急疼痛，甚至出现胡言乱语等症，老师预测到了患者半夜手足会变得温暖，两腿会舒展，病情后来的发展果然如老师说的那样，这是怎么知道的呢？

老师答：患者寸口脉搏浮而大，浮是感受风邪，大是虚的表现，感受风邪就会产生轻微发热，正气虚弱就会出现两小腿肌肉拘挛疼痛。虽然症状很像桂枝汤症，其实不是桂枝汤症，而是太阳中风兼阴阳两虚症。因此，在治疗时必须用桂枝汤加附子以温经发汗。但是医生却反而单用桂枝汤发汗，导致汗出亡阳，并兼阴液亏虚，从而出现四肢冰冷、咽喉干燥、烦躁等症状。治疗先给予甘草干姜汤，服药后阳气于半夜恢复，两腿就由厥冷转温暖，而两小腿肌肉拘挛疼痛尚未解除，于是再给予芍药甘草汤，服药后，阴液得复，两脚则可自由伸展了。若误汗伤阴，导致阳明燥屎内结，就会出现谵语、心中烦乱不安等症，应当用承气汤攻下里实，服药后大便微见溏泻的，为燥屎得去，谵语等症则会停止，疾病即可痊愈。

【注释】

①胫：小腿，从膝盖到脚跟的一段。

伤寒论

卷三

卷三 图解伤寒论 辨太阳病脉证并治（中）第六

【本篇精华】

太阳病的治疗方法。

【原文】→【译文】

太阳病，项背强几几，无汗恶风，葛根汤主之。

太阳病，项背部拘紧不柔和，不能自如俯仰，且无汗畏风的，用葛根汤主治。

葛根汤方

葛根桂枝加葛黄，无汗项背几几强，二阳合病下利治，刚痉无汗角弓张。

药物组成：葛根12克，麻黄（去节）、生姜（切）各9克，桂枝（去皮）、甘草（炙）、芍药各6克，大枣（擘）12枚。

功能主治：发汗解毒，升津舒筋。治外感风寒表实，恶寒发热，头痛，项背强几几，身痛无汗，腹微痛，或下利，或干呕，或微喘，舌淡苔白，脉浮紧者。现用于感冒、流行性感冒、麻疹、痢疾以及关节痛等病证见上述症状者。

用法用量：上七味，以水1升，先煮麻黄、葛根，减至800毫升，去上沫，纳诸药，再煮取300毫升，去滓，每次温服150毫升，覆取微似汗。

方义方解：方中葛根升津液，濡筋脉为君；麻黄、桂枝疏散风寒，发汗解表为臣；芍药、甘草生津养液，缓急止痛为佐；生姜、大枣调和脾胃，鼓舞脾胃生发之气为使。诸药合用，共奏发汗解表，升津舒筋之功。

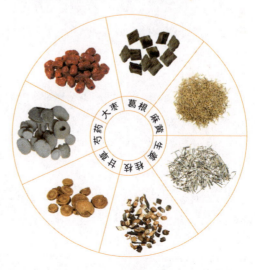

药材档案

葛根

别名：干葛、甘葛、粉葛、葛葛根、葛子根、葛麻茹、葛条根、鸡齐根。

来源：本品为豆科植物野葛或甘葛藤（粉葛）的干燥根。

性味归经：甘、辛，凉。归脾、胃、肺经。

功能主治：解肌退热，生津止渴，透疹，升阳止泻，通经活络，解酒毒。用于外感发热头痛，项背强痛，口渴，消渴，麻疹不透，热痢，泄泻，眩晕头痛，中风偏瘫，胸痹心痛，酒毒伤中。

用量用法用量：内服：10～15克，煎服。退热透疹生津止渴宜用生品，升阳止泻宜用煨制品。

太阳与阳明合病①者，必自下利，葛根汤主之。

太阳与阳明两经同时感受外邪而发病，出现发热、畏寒、头痛无汗等表证，又见腹泻的，用葛根汤主治。

【注释】

① 合病：两经或三经症候同时出现，谓之合病。

太阳与阳明合病，不下利，但呕者，葛根加半夏汤主之。

太阳与阳明合病，没有下利，但有呕吐的，用葛根加半夏汤主治。

葛根加半夏汤方

葛根加夏用半升，归芍姜草二两匀。
三麻四葛枣十二，但呕不利服之平。

药物组成：葛根12克，麻黄（去节）、半夏（洗）各9克，甘草（炙）、芍药、桂枝（去皮）、生姜（切）各6克，大枣（擘）12枚。

功能主治：发汗解表，舒筋止呕。治外感风寒，头痛，项背强直拘急，无汗，口不渴，呕逆，苔白，脉浮者。

用法用量：上八味，以水1升，先煮葛根、麻黄，减至800毫升，去白沫，纳诸药，煮取300毫升，去滓，温服100毫升，覆取微似汗。

加减化裁：呕吐甚者，加紫苏、黄连；眩晕甚者，加天麻；项背强者，加葛根、羌活、独活；腹痛者，加陈皮、白术、木香、槟榔。

方义方解：本方即葛根汤加半夏，用葛根汤以解表散寒而和中，加半夏以降逆止呕涤饮而安胃气。

运用：本方以发热、恶风寒、无汗、头痛、胃脘疼痛、呕吐、舌淡、舌苔薄白、脉紧或浮为辨证要点。可用于治疗西医临床中的急、慢性肠胃炎，慢性非特异性溃疡性结肠炎，肠胃型感冒等。只要符合其主治病变证机，也可加减运用，辅助治疗慢性支气管炎等。

辨太阳病脉证并治（中）第六

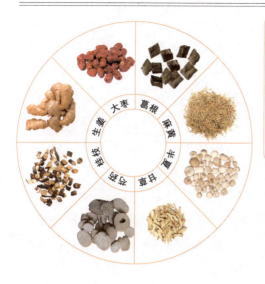

一般宜制过用。炮制品中有姜半夏、法半夏等，其中姜半夏长于降逆止呕，法半夏长于燥湿且温性较弱，半夏曲则有化痰消食之功，竹沥半夏能清化热痰，主治热痰、风痰之证。外用：适量，磨汁涂或研末以酒调敷患处。

太阳病，桂枝证，医反下之，利遂不止，脉促[①]者，表未解也；喘而汗出者，葛根黄芩黄连汤主之。

太阳病，症属桂枝汤症，本当用汗法，医生却反用下法，导致腹泻不止，脉象急促、短促的，是表证尚未解除的表现，若出现气喘、汗出等内热症的，用葛根黄芩黄连汤主治。

【注释】

①脉促：脉势急促。

葛根黄芩黄连汤方

葛根黄芩黄连汤，再加甘草共煎尝，邪陷阳明成热痢，清里解表保安康。

别名：葛根黄连汤（《医方类聚》卷五十四引《通真子伤寒括要》）、葛根黄连黄芩汤（《医方集解》）、干葛黄芩黄连汤（《伤寒大白》）、葛根芩连汤（《中国医学大辞典》）。

药物组成：葛根15克，甘草（炙）6克，黄芩、黄连各9克。

功能主治：表里两解，清热止利。治外感表证未解，热邪入里，身热，下利臭秽，肛门有灼热感，心下痞，胸脘

药材档案

半夏

别名：示姑、地茨菇、老鸹头、地珠半夏、羊眼半夏。

来源：为天南星科植物半夏的块茎。

药材特征：本品呈类球形，有的稍偏斜，直径1～1.5厘米。表面白色或浅黄色，顶端有凹陷的茎痕，周围密布麻点状根痕；下面钝圆，较光滑。质坚实，断面洁白，富粉性。气微，味辛辣、麻舌而刺喉。

性味归经：辛，温。有毒。归脾、胃、肺经。

功效主治：燥湿化痰，降逆止呕，消痞散结。用于，湿痰寒痰，咳喘痰多，痰饮眩悸，风痰眩晕，痰厥头痛，呕吐反胃，胸脘痞闷，梅核气；生用外治痈肿痰核。姜半夏多用于降逆止呕。

用量用法用量：3～9克，煎服。

烦热，喘而汗出，口干而渴，苔黄，脉数。

用法用量： 上药四味，以水800毫升，先煮葛根，减至600毫升，纳入诸药，煮取200毫升，去滓，分二次温服。

方义方解： 方中重用葛根，既能发表解肌，以解在表之邪，又能升清陌，止泻利，使表解里和。因里热已炽，故用黄芩、黄连以清里热，甘草协调诸药。共奏表里两解，清热止利之功。

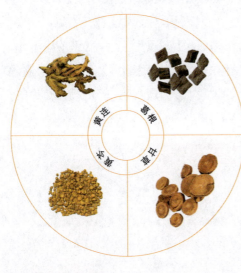

药材档案

黄芩

别名： 山茶根、黄芩茶、土金茶根。

来源： 本品为唇形科多年生草本植物黄芩的根。

性味归经： 苦，寒。归肺、胃、胆、大肠、小肠经。

功能主治： 清热燥湿，泻火解毒，安胎，止血。用于湿温、暑湿、胸闷呕恶，湿热痞满，泻痢，黄疸，肺热咳嗽，高热烦渴，血热吐衄，痈肿疮毒，胎动不安。

用量用法用量： 内服：3～10克，煎服。清热多生用，安胎多炒用，止血多炒炭用，清上焦热多酒炒用。子芩偏泻大肠火，清下焦湿热；枯芩偏泻肺火，清上焦热。

太阳病，头痛发热，身疼腰痛，骨节疼痛，恶风，无汗而喘者，麻黄汤主之。

太阳病，头痛、发热、身体疼痛、腰痛、关节疼痛、怕风、无汗而气喘、脉浮紧的，属太阳伤寒症，用麻黄汤主治。

麻黄汤方

麻黄汤中臣桂枝，杏仁甘草四般施，
发汗解表宣肺气，伤寒表实无汗宜。

药物组成： 麻黄（去节）6克，桂枝4克，杏仁（去皮尖）9克，甘草（炙）3克。

功能主治： 外感风寒。恶寒发热，头痛身疼，无汗而喘，舌苔薄白，脉浮紧。

用法用量： 上四味，以水九升，先煮麻黄减二升，去上沫，内诸药煮去二升半，去滓，温服八合，覆取微似汗，不须啜粥，余如桂枝法将息。

加减化裁： 若喘急胸闷、咳嗽痰多、表证不甚者，去桂枝，加苏子、半夏以化痰止咳平喘；若鼻塞流涕重者，加苍耳子、辛夷以宣通鼻窍；若夹湿邪而兼见骨节酸痛，加苍术、薏苡仁以祛风除湿；兼里热之烦躁、口干，酌加石膏、黄芩以清泻郁热。

方义方解： 本方证为外感风寒，肺气失宣所致。风寒之邪外袭肌表，使卫阳被遏，腠理闭塞，营阴郁滞，经脉不通，故见恶寒、发热、无汗、头身痛；肺主气属卫，外合皮毛，寒邪外束于表，影响肺气的宣肃下行，则上逆为喘；舌苔薄白，脉浮紧皆是风寒袭表的反映。治当发汗解表，宣肺平喘。方中麻黄苦辛性温，归肺与膀胱经，善开腠发汗，祛在表之风寒；宣肺平喘，开闭郁之肺气，故本方用以为君药。由于本方证属卫郁营滞，单用麻黄发汗，只能解卫气之闭郁，所以又用透营达卫的桂枝为臣药，解肌发表，温通经脉，既助麻黄解表，使发汗之力倍增；又畅行营阴，使疼痛之症得解。二药相须为用，是辛温发汗的常用组合。杏仁降利肺气，与麻黄相伍，一宣一降，以恢复肺气之宣降，加强宣肺平喘之功，是为宣降肺气的常用组合，为佐药。炙甘草既能调和麻、杏之宣降，又能缓和麻、桂相合之峻烈，使汗出不致过猛而耗伤正气，是使药而兼佐药之用。四药配伍，表寒得散，营卫得通，肺气得宣，则诸症可愈。

运用： 本方是治疗外感风寒表实证的基础方。临床应用以恶寒发热、无汗而喘，脉浮紧为辨证要点。

<mark>太阳与阳明合病，喘而胸满者，不可下，宜麻黄汤主之。</mark>

太阳与阳明同时感受外邪而发病，气喘而胸部出现胀闷者，表明表邪郁闭较甚，病情偏重于表，不可攻下，宜用麻黄汤发汗解表。

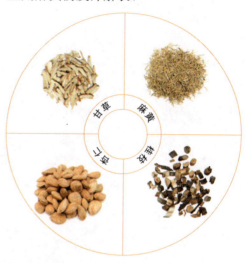

药材档案

苦杏仁

别名： 杏仁、杏子、北杏、木落子、光北杏、光中杏。

来源： 为蔷薇科植物山杏西伯利亚杏东北杏或杏的成熟种子。

药材特征： 本品呈扁心形，长1～1.9厘米，宽0.8～1.5厘米，厚0.5～0.8厘米。表面黄棕色至深棕色。一端尖，另端钝圆，肥厚，左右不对称，尖端一侧有短线形种脐，圆端合点处向上具多数深棕色的脉纹。种皮薄，子叶2，乳白色，富油性。气微，味苦。

性味归经： 苦，微温。有小毒。归肺、大肠经。

功效主治：降气止咳平喘，润肠通便。用于咳嗽气喘，胸满痰多，肠燥便秘。

用量用法用量：5～10克，煎服。宜打碎入煎，生品入煎剂宜后下；或入丸、散。

太阳中风，脉浮紧，发热恶寒，身疼痛，不汗出而烦躁者，大青龙汤主之。若脉微弱，汗出恶风者，不可服之；服之则厥逆①，筋惕肉瞤②，此为逆也。

太阳中风症，脉象浮紧，发热恶寒，周身疼痛，汗不得出而烦躁不安的，用大青龙汤主治之。假使脉象微弱，汗出恶风的，不可服用大青龙汤；万一误服了，就会出现四肢厥冷，筋肉跳动的症状，这是因误治而病情加剧的表现。

【注释】

①厥逆：四肢厥冷。

②筋惕肉瞤：筋肉跳动，由于亡阳脱液，筋肉得不到煦濡所致。

大青龙汤方

大青龙汤桂麻黄，杏草石膏姜枣藏，
太阳无汗兼烦躁，散寒清热此方良。

药物组成：麻黄（去节）12克，桂枝（去皮）4克，甘草（炙）5克，杏仁（去皮、尖）6克，生姜（切）9克，大枣（擘）10枚，石膏（碎）20克。

功能主治：发汗解表，清热除烦。主外感风寒，兼有里热，恶寒发热，身疼痛，无汗烦躁，脉浮紧3亦治溢饮，见上述症状而兼喘咳面浮者。

用法用量：上七味，用水900毫升，先煮麻黄，减200毫升，去上沫，纳诸药，煮取300毫升，去滓，温服100毫升。取微似汗。汗出多者，温粉粉之，一服汗者，停后服。若复服，汗多亡阳，恶风烦躁，不得眠。

加减化裁：里热明显者，增加石膏用量，配以天花粉。咽喉痛甚者加银花、连翘、牛蒡子；浮肿者加茯苓、泽泻、苏叶；热甚者加大青叶、蝉蜕；气血虚甚者加黄芪、白术、生地、何首乌；瘀甚者加当归、丹参；小儿夏季外感高热：咽红、扁桃体大加银花、蒲公英、牛蒡子；烦躁不安加钩藤、蝉蜕。

方义方解：本方是以麻黄汤加重麻黄、甘草的用量再加石膏、生姜、大枣所组成。麻黄汤功能发汗解表，本方加重麻黄则发汗解表之力更强；增加石膏清内热，除烦躁；倍甘草，加姜、枣，是和中气，调营卫，助汗源。诸药合用，共奏发汗解表，清热除烦之功。

运用：本方是治疗外感风寒兼有里热证。临床应用以恶寒发热，头身疼痛，无汗，烦躁，口渴，脉浮紧为辨证要点。

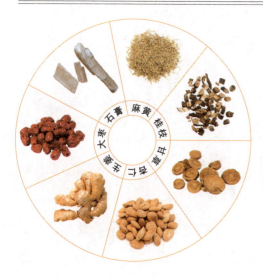

外感风寒之邪，症见脉象浮缓，身体不疼痛，仅感沉重，偶有减轻，若有发热、畏寒、无汗、烦躁等大青龙汤症主症，而又无少阴阳衰阴盛征象的，可以用大青龙汤发汗解表兼以清里。

【注释】

①乍：偶尔。

②无少阴证：没有少阴阴盛阳虚的症候。

伤寒表不解①，心下有水气，干呕，发热而咳，或渴，或利，或噎②，或小便不利，少腹满，或喘者，小青龙汤主之。

伤寒，表证未解，心胸之下有水饮之邪，患者干呕、发热、咳嗽，或兼口渴，或兼下利，或兼噎塞，或兼小便不利，少腹满，或兼气喘等，用小青龙汤主治。

【注释】

①表不解：表证还没有解除。

②噎：食时发生噎塞。

小青龙汤方

小小青龙最有功，风寒束表饮停胸，
细辛半夏甘和味，姜桂麻黄芍药同。

药物组成：麻黄（去节）、芍药、半夏（洗）各9克，细辛、干姜、五味子各3克，甘草（炙）、桂枝（去皮）各6克。

药材档案

大枣

别名：干枣、红枣、美枣、小枣。

来源：为鼠李科植物枣的成熟果实。

药材特征：本品呈椭圆形或球形，长2～3.5厘米，直径1.5～2.5厘米。表面暗红色，略带光泽。有不规则皱纹。基部凹陷，有短果梗。外果皮薄，中果皮棕黄色或淡褐色，肉质，柔软，富糖性而油润。果核纺锤形，两端锐尖，质坚硬。气微香，味甜。

性味归经：甘，温。归脾、胃、心经。

功效主治：补中益气，养血安神。用于脾虚食少，乏力便溏，妇人脏躁。

用量用法用量：6～15克，劈破煎服。

伤寒脉浮缓，身不疼，但重，乍①有轻时，无少阴证②者；大青龙汤发之。

功能主治：解表蠲饮，止咳平喘。治风寒客表，水饮内停，恶寒发热，无汗，咳喘，痰多而稀，舌苔白滑，脉浮；蠲饮，身体重痛，肌肤悉肿。现用于慢性支气管炎、支气管哮喘、肺气肿等属外感风寒，内有停饮者。

用法用量：上药八味，以水一升，先煮麻黄去上沫，纳诸药，煮取300毫升，去滓，分两次温服。

加减化裁：若外寒证轻者，可去桂枝，麻黄改用炙麻黄；兼有热象而出现烦躁者，加生石膏、黄芩以清郁热；兼喉中痰鸣，加杏仁、射干、款冬花以化痰降气平喘；若鼻塞，清涕多者，加辛夷、苍耳子以宣通鼻窍；兼水肿者，加茯苓、猪苓以利水消肿。

方义方解：方中麻黄、桂枝解表发汗，宣肺平喘；干姜、细辛温肺化饮，半夏燥湿化痰；芍药配桂枝调和营卫；五味子敛肺止咳，并防诸药温散太过而耗散肺气；炙甘草缓和药性，益气和中。合用而成解表化饮，止咳平喘之剂。

运用：本方用于治疗外寒里饮证，临床应用以恶寒发热、头身疼痛、无汗、喘咳、痰涎清稀而量多、胸痞、或干呕、或痰饮喘咳、不得平卧、或身体疼重、头面四肢浮肿、舌苔白滑、脉浮为辨证要点。

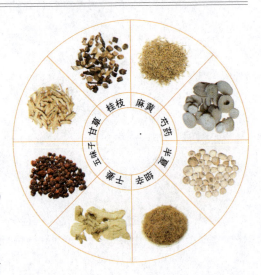

药材档案

五味子

别名：玄及、会及、五味、五梅子、北五味、南五味、南五味子、北五味子、华中五味子。

来源：本品为木兰科多年生落叶木质藤本植物五味子的干燥成熟果实。

药材特征：本品呈不规则的球形或扁球形，直径5～8毫米。表面红色、紫红色或暗红色，皱缩，显油润；有的表面呈黑红色或出现"白霜"。果肉柔软，种子1～2，肾形，表面棕黄色，有光泽，种皮薄而脆。果肉气微，味酸；种子破碎后，有香气，味辛、微苦。

性味归经：酸、甘、温。归肺、心、肾经。

功能主治：收敛固涩，益气生津，补肾宁心。用于久嗽虚喘，久泻不止，梦遗滑精，遗尿尿频，自汗盗汗，津伤口渴，内热消渴，胸中烦热，心悸失眠。

用量用法用量：内服：2～6克，煎服；或研末服每次1～3克。

伤寒，心下有水气，咳而微喘，发热不渴；服汤已，渴者，此寒去欲解也；小青龙汤主之。

外感病，表证未解，水饮停聚，出现咳嗽、气喘、发热、畏寒、口不渴的，可用小青龙汤主治。若服小青龙汤后口渴的，是外寒得去，内饮得化，是病情将要解除的征象。

太阳病，外证①未解，脉浮弱者，当以汗解，宜桂枝汤。

太阳病，在外的表证未解，脉象浮弱的，仍当解以汗法，宜用桂枝汤。

【注释】

①外证：就是表证。《淮南子·精神训》说："外为表而内为里。"有人认为外症的含义较广，表证的含义较狭。其实外与内相对而言，与表里并没有大的区别。

太阳病，下之微喘者，表未解故也，桂枝加厚朴、杏仁汤主之。

太阳表证，误用攻下法，表证未除，而又出现轻度气喘的，这是表邪郁闭、内迫于肺的缘故，用桂枝加厚朴杏仁汤主治。

太阳病，外证未解，不可下也，下之为逆，欲解外者，宜桂枝汤。

太阳病，当表证没有解除的时候，切不可用泻下的方法。如果使用下法，就违反了治疗规律而使病变加剧。想要解除表证，宜用桂枝汤。

太阳病，先发汗不解，而复下之，脉浮者不愈。浮为在外，而反下之，故令不愈。今脉浮，故在外，当须解外则愈。宜桂枝汤。

太阳病，发汗后表证未解，然后再用泻下的方法，如果当时脉浮，病必不愈。病在外，反而用下法，病因而不愈。脉浮，病在外，宜用桂枝汤解表，自然会痊愈。

太阳病，脉浮紧，发热，身无汗，自衄者愈。

太阳表证，脉象浮紧，发热，周身无汗，如果自动发生鼻衄的，就可以痊愈。

脉浮数者，法当汗出而愈，若下之，身重心悸者，不可发汗，当自汗出乃解。所以然者，尺中脉微，此里虚，须①表里实，津液自和，便自汗出愈。

脉象浮数的，照理应当使邪气从汗出而解，倘若误用下法，以致发生身体重、心悸动的，就不可再用发汗方法。应该是自动汗出，其病乃得解除。之所以是这样，是因为尺脉微弱，这是里气不足的标志，等待表里之气趋于恢复，津液通和，便会自动汗出而愈。

【注释】

①须：等待。

脉浮紧者，法当身疼痛，宜以汗

解之；假令尺中迟者①，不可发汗。何以知其然，以荣气不足，血少故也。

脉象浮紧的是太阳伤寒症的脉象，照理应当出现身体疼痛等太阳伤寒见症，宜用发汗法来解表祛邪。如果尺部脉迟的，则不能发汗。为什么呢？因为迟脉主营气不足、阴血虚少，发汗会更伤营血，引起变症。

【注释】

①尺中迟者：尺脉的至数一息不足四至，与紧相较，应是迟而无力。

脉浮者，病在表，可发汗，宜麻黄汤。

脉象浮，是病邪在表，可以用麻黄汤以发其汗。

脉浮而数者，可发汗，宜麻黄汤。

脉象浮而数的，主病在表，治疗可用发汗法，如见发热、畏寒、头身疼痛、无汗等太阳伤寒见症的，适宜用麻黄汤。

病常自汗出者，此为荣气和，荣气和者，外不谐，以卫气不共荣气谐和故尔；以荣行脉中，卫行脉外，复发其汗，荣卫和则愈，宜桂枝汤。

患者经常自汗出的，这是营气和，但营气虽和，而在外的卫气不和，由于卫气不能与营气谐和，所以常自汗出。由于营行于脉中，卫行于脉外，可以再用发汗的方法，使营卫趋于协调而愈，宜用桂枝汤。

患者脏无他病，时发热，自汗出而不愈者，此卫气不和也。先其时发汗则愈，宜桂枝汤。

患者内脏没有其他的疾病，时而发热，自汗出而不能痊愈的，原因是卫气不和，不能卫外为固。可在患者发热汗出之前，用桂枝汤发汗，使营卫重趋调和，病则可愈。

伤寒，脉浮紧，不发汗，因致衄者，麻黄汤主之。

太阳伤寒，脉象浮紧，没有及时发汗，因而发生鼻衄的，可用麻黄汤主治。

伤寒，发汗已解，半日许复烦，脉浮数者，可更发汗，宜桂枝汤。

伤寒发汗后，表证已经解除，过了半日，患者又发热烦扰，脉象浮数的，可以再发其汗，宜用桂枝汤。

凡病若发汗，若吐，若下，若亡血，亡津液，阴阳自和者，必自愈。

任何疾病，用发汗法，或涌吐法，或泻下法治疗，而致耗血、伤津液的，若阴阳能够自趋调和的，则一定会痊愈。

大下之后，复发汗，小便不利者，亡津液故也；勿治之，得小便利，必自愈。

经过峻烈的泻下之后，又用发汗的方法，以致小便不利的，这是损伤了津液的缘故。不可用利小便的方法去治疗，得到津液复而小便利，就可自然痊愈。

辨太阳病脉证并治（中）第六

下之后，复发汗，必振寒①，脉微细。所以然者，以内外俱虚故也。

泻下之后，又行发汗，出现畏寒战栗、脉象微细的，这是误下复汗，导致阴阳俱虚的缘故。

【注释】

①振寒：战栗恶寒。

下之后，复发汗，昼日烦躁不得眠，夜而安静，不呕，不渴，无表证，脉沉微，身无大热者，干姜附子汤主之。

误用泻下之后，又误发其汗，致肾阳虚弱，患者出现白天烦躁、不能安静睡眠，夜晚精神萎靡昏昏欲睡而不烦躁；不作呕，无口渴，无表证，脉象沉微，身有微热的，用干姜附子汤主治。

干姜附子汤方

干姜附子治少阴，阳虚烦躁夜则宁，
不呕不渴无表证，身无大热脉微沉。

药物组成：干姜60克，附子（生用）5克。

功能主治：治伤寒下之后，复发汗。昼日烦躁不得眠，夜而安静，不呕不渴；无表证，脉沉微，身无大热者。

用法用量：上二味，以水300毫升，煮取100毫升，去滓，顿服。

方义方解：干姜、附子，皆大辛大热之品，煮后一次服下，意在急救肾阳于暴衰。不用甘草，是为避其甘缓，影响急救效果。但药后阳气稍复，

则当用四逆汤等巩固疗效。如果继续用姜、附纯辛温之剂，则恐药力猛烈而短暂，难以使疗效持续，这也是本方只服一次的原因之一。

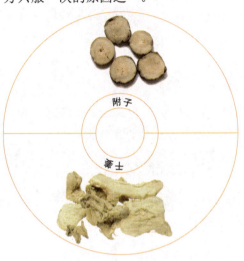

药材档案

附子

别名：侧子、刁附、虎掌、漏篮子、黑附子、明附片、川附子、熟白附子。

性味归经：辛、甘，大热；有毒。归心、肾、脾经。

功能主治：回阳救逆，补火助阳，散寒止痛。用于亡阳虚脱，肢冷脉微，心阳不足，胸痹心痛，虚寒吐泻，脘腹冷痛，肾阳虚衰，阳痿宫冷，阴寒水肿，阳虚外感，寒湿痹痛。

用量用法：内服：3～15克，煎服，宜先煎0.5～1小时，至口尝无麻辣感为度。

发汗后，身疼痛，脉沉迟[1]者，桂枝加芍药生姜各一两，人参三两新加汤主之。

太阳病用发汗法以后，身体疼痛，脉象沉迟的，用桂枝加芍药生姜各一两，人参三两新加汤主治。

【注释】

[1]脉沉迟：沉是指脉重按才得，迟是指脉跳动的频率缓慢。

桂枝加芍药生姜人参新加汤方

桂枝加参新加汤，增姜加芍效力彰，身疼脉沉非表证，血虚营弱汗多伤。

别名：桂枝加芍药生姜人参汤、桂枝加芍药生姜人参新加汤、桂枝新加汤、桂枝芍药人参生姜汤、桂枝加人参芍药新加汤、桂枝芍药人参新加汤、桂枝人参芍药汤、桂枝加芍药人参新加汤、新加汤。

药物组成：桂枝（去皮）、人参各90克，芍药、生姜各120克，甘草60克（炙），大枣（擘）12枚。

功能主治：益不足之血，散未尽之邪。温补其营卫。主发汗后，身疼痛，脉沉迟者。脉沉迟，或痹，或四肢拘挛、心下痞塞者。

用法用量：以水1.2升，煮取300毫升，去滓，温服100毫升。

方义方解：①《尚论篇》：桂枝方中倍加芍药、生姜各1两以去邪，用人参3两以辅正。名曰新加汤者，明非桂枝汤中之归法也。②《金鉴》：汗后身疼痛，是营卫虚而不和也，故以桂枝汤调和其营卫。倍生姜者，以脉沉迟、营中寒也；倍芍药者，以营不足血少故也；加人参者，补诸虚也。桂枝得人参，大气周流，气血足而百骸理；人参得桂枝，通行内外，补营阴而益卫阳，表虚身疼未有不愈者也。③《古方选注》：桂枝汤调和营卫，一丝不乱，桂枝、生姜和卫，芍药、大枣和营。今祖桂枝人参汤法，则偏于卫矣。妙在生姜加1两，佐桂枝以大通卫气，不使人参有实邪之患；尤妙芍药亦加1两，仍是和营卫法。名曰新加者，申明新得其分两之理而加之也。④《医学摘粹》：汗泄血中温气，阳虚肝陷，经脉凝涩，风木郁遏，故用甘草补其脾精，桂枝达其肝气，芍药清风木之燥，生姜行经络之瘀，人参补中气以充经脉也。

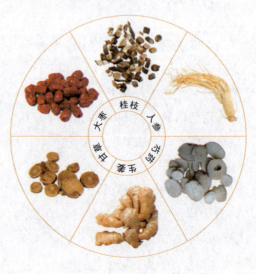

药材档案

人参

别名：山参、元参、人衔、鬼盖、生晒参、别直参、白糖参。

来源：本品为五加科植物人参的干燥根和根茎。

药材特征：主根呈纺锤形或圆柱形，长3～15厘米，直径1～2厘米。表面灰黄色，上部或全体有疏浅断续的粗横纹及明显的纵皱，下部有支根2～3条，并着生多数细长的须根，须根上常有不明显的细小疣状突出。根茎（芦头）长1～4厘米，直径0.3～1.5厘米，多拘挛而弯曲，具不定根（艼）和稀疏的凹窝状茎痕（芦碗）。质较硬，断面淡黄白色，显粉性，形成层环纹棕黄色，皮部有黄棕色的点状树脂道及放射状裂隙。香气特异，味微苦、甘。或主根多与根茎近等长或较短，呈圆柱形、菱角形或入字形，长1～6厘米。表面灰黄色，具纵皱纹，上部或中下部有环纹。支根多为2～3条，须根少而细长，清晰不乱，有较明显的疣状突起。根茎细长，少数粗短，中上部具稀疏或密集而深陷的茎痕。不定根较细，多下垂。

性味归经：甘、微苦，微温。归脾、肺、心、肾经。

功能主治：大补元气，复脉固脱，补脾益肺，生津养血，安神益智。用于体虚欲脱，肢冷脉微，脾虚食少，肺虚喘咳，津伤口渴，内热消渴，气血亏虚，久病虚羸，惊悸失眠，阳痿宫冷，食少倦怠，妇女崩漏，小儿慢惊及久虚不复。

用量用法用量：内服：3～9克，小火另煎兑服；也可研粉吞服，一次2克，一日2次。用于急救15～30克，煎浓汁，数次灌服。

发汗后，不可更行①桂枝汤，汗出而喘，无大热者，可与麻黄杏仁甘草石膏汤。

发汗以后，出现汗出、气喘，而畏寒症状的，但头痛等表证已除的，为热邪壅肺所致，不能再用桂枝汤，可以用麻黄杏仁甘草石膏汤治疗。

【注释】

①更行：行，施也，用也。更行，就是再用的意思。

麻黄杏仁甘草石膏汤方

麻杏石甘四味施，汗出而喘肺热居，
身热脉数证方是，不恶寒分别桂枝。

别名：麻杏甘石汤（《张氏医通》卷十六）。

药物组成：麻黄9克，杏仁9克（去皮、尖），甘草（炙）6克，石膏18克（碎，绵裹）。

功能主治：宣肺泄热，止咳平喘。治肺热喘咳，甚则气急，鼻翼扇动，有汗或无汗，身热不解，口渴，脉滑数。

苔薄黄。现用于肺炎、慢性支气管炎、支气管哮喘、麻疹、百日咳、慢性鼻窦炎等属邪热闭肺者。

用法用量： 上四味，用水1.4升，煮麻黄，去上沫，纳诸药，煮取400毫升，去滓，温服200毫升。

加减化裁： 后世用于风寒化热，或风热所伤，但见肺中热盛，身热喘急，口渴脉数，无论有汗、无汗，便以本方加减治疗，服后辄效。因肺中热甚，蒸迫津液，固然有汗，若津液大伤，则汗少或无汗。此时当加重石膏用量，或加炙桑皮、芦根、知母之属。若无汗而见恶寒，是虽邪已入里化热，但在表之风寒未尽，或是风温而挟风寒所致，当酌加解表之品，如荆芥、薄荷、淡豆豉、牛蒡子之类，在用清泄肺热为主的同时，开其皮毛，使肺热得泄而愈。所以临证用本方，不必拘于"汗出而喘"，但当细审无汗之故，或加清热生津之品，或加辛散解表之属，自然药证相当，应手而效。

方义方解： 本方主治证是由风热袭肺，或风寒郁而化热，壅遏于肺所致。肺中热盛，气逆伤津，所以有汗而身热不解，喘逆气急，甚则鼻翼翕动，口渴喜饮，脉滑而数。此时急当清泄肺热，自然热清气平而喘渴亦愈。所以方用麻黄为君，取其能宣肺而泄邪热，是"火郁发之"之义。但其性温，故配伍辛甘大寒之石膏为臣药，而且用量倍于麻黄，使宣肺而不助热，清肺而不留邪，肺气肃降有权，喘急可平，是相制为用。杏仁降肺气，用为佐药，助麻黄、石膏清肺平喘。炙甘草既能益气和中，又与石膏合而生津止渴，更能调和于寒温宣降之间，所以是佐使药。综观药虽四味，配伍严谨，用量亦经斟酌，尤其治肺热而用麻黄配石膏，是深得配伍变通灵活之妙，所以清泄肺热，疗效可靠。

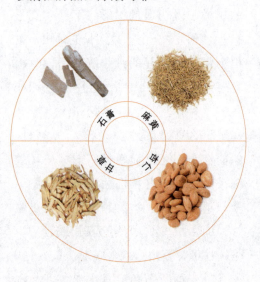

发汗过多，其人叉手自冒心①，心下悸②，欲得按者，桂枝甘草汤主之。

发汗太甚，汗出太多，致心阳虚弱，患者出现双手交叉覆盖心胸部位，心慌不宁症状的，需用手按捺方感舒适的，用桂枝甘草汤主治。

【注释】

①叉手自冒心：叉手即两手交叉，冒即覆盖之意。指病者双手交叉覆按

于自己的心胸部位。

②心下悸：心悸，指心胸部悸动不安。

桂枝甘草汤方

桂枝甘草补心虚，两手叉冒已浇漓，汗多亡液心阳弱，药少力专不须疑。

药物组成： 桂枝12克，炙甘草6克。

功能主治： 补心气，温心阳；治发汗过多，其人叉手自冒，心下悸，欲得按者。汗出过多，内伤心阳，心中阳气受损则心下悸动，喜得按捺，故叉手冒心。

用法用量： 水煎分三次温服。

方义方解： 方中用桂枝入心，辛温助阳，甘草甘温益气，再助心中阳气复生。二药合用，辛甘化阳，阳复而阴济，使心得以安宁。

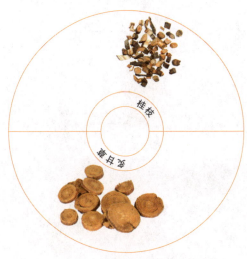

发汗后，其人脐下悸者，欲作奔豚①，茯苓桂枝甘草大枣汤主之。

发了汗以后，患者出现脐下跳动不宁，似奔豚将要发作的征象，用茯苓桂枝甘草大枣汤主治。

【注释】

①奔豚：病名。指奔豚欲作未作，只是脐下悸动不安。

茯苓桂枝甘草大枣汤方

苓桂枣甘伏水邪，脐下悸动用则确，或者上冲发奔豚，甘澜水煮效方捷。

药物组成： 茯苓25克，桂枝（去皮）12克，甘草（炙）6克，大枣15枚。

功能主治： 治伤寒发汗后，其人脐下悸，欲作奔豚者。

用法用量： 上四味，以甘澜水1升，先煎茯苓减至800毫升，纳诸药，煮取300毫升，去滓，温服100毫升，一日三次。

方义方解： 本方用茯苓以伐肾邪，桂枝能泄奔豚，甘草、大枣之甘滋助脾土以平肾水气。煎用甘澜水者，扬之无力，取不助肾气也。

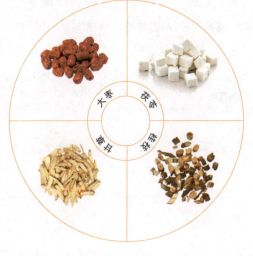

药材档案

土茯苓

别名：刺猪苓、过山龙、冷饭团、山归来、久老薯、红土苓。

来源：本品为百合科植物光叶菝葜的干燥根茎。

药材特征：本品略呈圆柱形，稍扁或呈不规则条块，有结节状隆起，具短分枝，长5～22厘米，直径2～5厘米。表面黄棕色或灰褐色，凹凸不平，有坚硬的须根残基，分枝顶端有圆形芽痕，有的外皮现不规则裂纹，并有残留的鳞叶。质坚硬。切片呈长圆形或不规则，厚1～5毫米，边缘不整齐；切面类白色至淡红棕色，粉性，可见点状维管束及多数小亮点；质略韧，折断时有粉尘飞扬，以水湿润后有黏滑感。

性味归经：甘、淡，平。归肝、胃经。

功能主治：解毒，除湿，通利关节。用于梅毒及汞中毒所致的肢体拘挛，筋骨疼痛；湿热淋浊，筋骨挛痛，脚气；带下，痈肿，瘰疬，疥癣。

用量用法用量：内服：15～60克，煎服。

> 发汗后，腹胀满者，厚朴生姜半夏甘草人参汤主之。

发了汗以后，致脾虚气滞，腹部出现胀满的，用厚朴生姜半夏甘草人参汤主治。

厚朴生姜甘草半夏人参汤方

厚朴夏姜参草寻，善治腹胀妙通神，
脾气不运痰气结，三补七消法超群。

别名：厚朴汤（《医方类聚》卷五十四引《通真子伤寒括要》）、厚朴人参汤（《伤寒总病论》卷二）。

药物组成：厚朴（炙，去皮）12克，生姜（切）9克，半夏（洗）、甘草（炙）各6克，人参3克。

功能主治：治发汗后，腹胀满者。

用法用量：上五味，以水1.2升，煮取300毫升，去滓，分三次温服。

方义方解：厚朴苦温，行气燥湿，宽中消满；生姜、半夏辛温，行气散结、化痰导滞。人参、甘草甘温，补益脾气而助运化。诸药配合，补而不壅，消而不损，为消补兼施之剂。

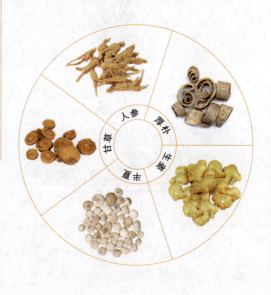

药材档案

厚朴

别名：赤朴、川朴、重皮、烈朴、厚皮。

来源：为木兰科植物厚朴或凹叶厚朴的干燥干皮、根皮及枝皮。

药材特征：

干皮：呈卷筒状或双卷筒状，长30～35厘米，厚0.2～0.7厘米，习称"筒朴"；近根部的干皮一端展开如喇叭口，长13～25厘米，厚0.3～0.8厘米，习称"靴筒朴"。外表面灰棕色或灰褐色，粗糙，有时呈鳞片状，较易剥落，有明显椭圆形皮孔和纵皱纹，刮去粗皮者显黄棕色。内表面紫棕色或深紫褐色，较平滑，具细密纵纹，划之显油痕。质坚硬，不易折断，断面颗粒性，外层灰棕色，内层紫褐色或棕色，有油性，有的可见多数小亮星。气香，味辛辣、微苦。

根皮（根朴）：呈单筒状或不规则块片；有的弯曲似鸡肠，习称"鸡肠朴"。质硬，较易折断，断面纤维性。

枝皮（枝朴）：呈单筒状，长10～20厘米，厚0.1～0.2厘米。质脆，易折断，断面纤维性。

性味归经：苦、辛，温。归脾、胃、肺、大肠经。

功效主治：燥湿消痰，下气除满。用于湿滞伤中，脘痞吐泻，食积气滞，腹胀便秘，痰饮喘咳。

用量用法用量：3～10克，煎服，或入丸、散。

> 伤寒，若吐、若下后，心下逆满，气上冲胸，起则头眩①，脉沉紧，发汗则动经，身为振振摇②者，茯苓桂枝白术甘草汤主之。

伤寒患者，或经过涌吐或经过攻下的治疗以后，感觉胃脘部气逆闷满，并且气上冲胸膈，起立时就头晕目眩，脉象沉紧，此时再用汗法以发其汗，就会扰动经脉之气，发生身体振动摇摆，宜用苓桂术甘汤主治。

【注释】

①头眩：头目昏眩。

②身为振振摇：身体动摇不定。

茯苓桂枝白术甘草汤方

> 苓桂术甘温药方，气上冲胸水为殃，头眩心悸阴邪重，咳嗽短气功效彰。

别名：苓桂术甘汤（《金匮要略》卷中）、桂苓甘术汤（《医宗金鉴》卷五十四）。

药物组成：茯苓12克，桂枝（去皮）9克，白术6克，甘草（炙）6克。

功能主治：温化痰饮，健脾利湿。治中阳不足，痰饮内停，胸胁支满，目眩心悸，咳而气短，舌苔白滑，脉弦滑。

用法用量：上药四味，以水600毫升，煮取300毫升，去滓，分三次温服。

方义方解：方中茯苓健脾渗湿，祛痰化饮为君；白术健脾燥湿，助茯苓运化水湿为臣；桂枝通阳化气为佐，益气和中，调和诸药为使。配合成方，共奏温化痰饮，健脾利湿之功。

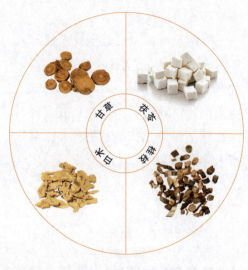

药材档案

白术

别名：于术、山连、浙术、冬白术、山姜、天蓟。

药材特征：本品为不规则的肥厚团块，长3～13厘米，直径1.5～7厘米。表面灰黄色或灰棕色，有瘤状突起及断续的纵皱和沟纹，并有须根痕，顶端有残留茎基和芽痕。质坚硬不易折断，断面不平坦，黄白色至淡棕色，有棕黄色的点状油室散在；烘干者断面角质样，色较深或有裂隙。气清香，味甘、微辛，嚼之略带黏性。

性味归经：苦、甘，温。归脾、胃经。

功效主治：健脾益气，燥湿利水，止汗，安胎。用于脾虚食少，腹胀泄泻，痰饮眩悸，水肿，自汗，胎动不安。土白术健脾，和胃，安胎。用于脾虚食少，泄泻便溏，胎动不安。

用量用法：6～12克，煎服。炒用可增强补气健脾止泻作用。

发汗，病不解，反恶寒者，虚故也，芍药甘草附子汤主之。

经过发汗治疗，病还没有解除，反而恶寒的，是营卫虚弱的缘故，用芍药甘草附子汤主治。

芍药甘草附子汤方

芍药甘草附子汤，汗后阴阳两俱伤，恶寒不热应温补，芍甘和阴附助阳。

组成：芍药、甘草（炙）各9克，附子一枚（炮，去皮，破八片）3克。

功能主治：复阳益阴。体虚外感，发汗后病不解，反增恶寒者。

用法：上三味，用水1升，煮取300毫升，去滓，分温三服。

临床拓展：多用于治疗阳虚外感汗多恶寒者，或用于治疗风寒湿痹阳气虚之关节疼痛、周身恶寒汗出者，亦可用于汗后亡阳证、腰痛、肠痉挛、腓肠肌痉挛等而见本方证者。

发汗，若下之，病仍不解，烦躁者，茯苓四逆汤主之。

经用发汗，或泻下以后，病仍然

辨太阳病脉证并治（中）第六 卷三

逆为缓，固里宜缓也。

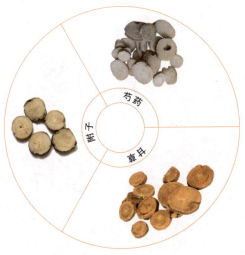

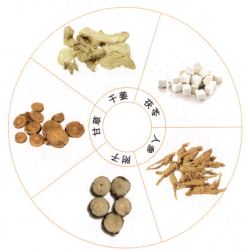

未解除，出现烦躁不安、恶寒、肢冷、腹泻、脉沉微细等症的，用茯苓四逆汤主治。

茯苓四逆汤方

茯苓四逆少阴虚，心肾阴阳已不支，补阳生附姜甘草，扶阴参苓两药施。

药物组成：茯苓12克，人参3克，附子（生用），甘草（炙）6克，干姜4.5克。

功能主治：回阳救逆、培土补虚。治伤寒，发汗或下后，病仍不解，烦躁者。

用法用量：上五味，以水1升，煮取600毫升，去滓，温服150毫升，一日二次。

方义方解：茯苓能补先天无形之气，安虚阳外脱之烦，故以为君。人参配茯苓，补下焦之元气；干姜配生附，回下焦之元阳。调以甘草之甘，比四

发汗后，恶寒者，虚故也；不恶寒，但热者，实也，当和胃气，与调胃承气汤。

发汗以后，怕冷的，是正气虚弱的缘故；不怕冷，只有发热等症状的，是邪气盛实的表现，应当泻实和胃，可以调胃承气汤治疗。

太阳病，发汗后，大汗出，胃中干，烦躁不得眠，欲得饮水者，少少与饮之，令胃气和则愈。若脉浮，小便不利，微热消渴[①]者，五苓散主之。

太阳表证，使用发汗法，汗出很多，会使津液受到损伤，致胃中津液不足，出现烦躁不安、不能安静睡眠、口干想要喝水的，可以给予少量的水，使胃津恢复，胃气调和，就可痊愈。若出现脉象浮、轻微发热、怕冷、小便不通畅、口干饮水而不止的，是太阳蓄水症，用五苓散主治。

【注释】

①消渴：形容口渴之甚，饮不解渴，此处是症状，不是病名。

五苓散方

五苓苓桂泽猪术，水停膀胱津不输，
口渴心烦尿不利，饮入则吐脉来浮。

别名：猪苓散（《太平圣惠方》卷九）、五苓汤（《宣明论方》卷五）。

药物组成：猪苓（去皮）、白术、茯苓各10克，泽泻15克，桂枝（去皮）7克。

制法：上五味，捣为散。

功能主治：利水渗湿，温阳化气。治外有表证，内停水湿，头痛发热，烦渴欲饮，或水入即吐，小便不利，水湿内停的水肿、泄泻，小便不利，以及霍乱、头痛、发热、身疼痛，热多欲饮水者，痰饮，脐下动悸，吐涎沫而头眩或短气而咳者。现用于肾炎、心性水肿、肝硬化腹水、尿潴留、急性肠炎等属水湿内停者。

用法用量：以白饮和服3克，日三服。多饮暖水，汗出愈。

方义方解：方中猪苓、茯苓、泽泻淡渗利湿，白术健脾燥湿，桂枝解表化气。五药相配，使水行气化，表解脾健，则蓄水、痰饮所致诸证自除。

发汗已，脉浮数，烦渴①者，五苓散主之。

发汗之后，脉象仍然浮数，并且烦渴的，用五苓散主治。

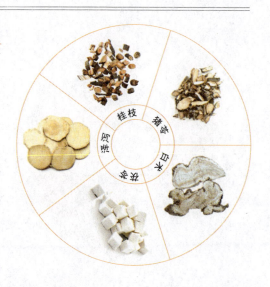

药材档案

猪苓

别名：猪茯苓、地乌桃、野猪食、猪屎苓。

药材特征：本品呈条形、类圆形或扁块状，有的有分枝，长5～25厘米，直径2～6厘米。表面黑色、灰黑色或棕黑色，皱缩或有瘤状突起。体轻，质硬，断面类白色或黄白色，略呈颗粒状。气微，味淡。

性味归经：甘、淡，平。归肾、膀胱经。

功效主治：利水渗湿。用于小便不利，水肿，泄泻，淋浊，带下。

用量用法：6～12克，煎服。

【注释】

①烦渴：因渴而烦，形容渴之甚。

伤寒，汗出而渴者，五苓散主之；

不渴者，茯苓甘草汤主之。

外感病，发热汗出而又口渴的，用五苓散主治；口不渴，并见四肢冷、心悸等症的，用茯苓甘草汤主治。

茯苓甘草汤方

茯苓甘草与桂姜，胃中停水悸为殃，
气趋小腹或成泄，健胃泻水厥亦良。

别名： 茯苓桂甘汤、茯苓汤。

药物组成： 茯苓、桂枝（去皮）各60克，甘草（炙）30克，生姜（切）90克。

功能主治： 温中化饮，通阳利水。主心下停饮，心悸，汗出不渴，小便不利；咳而遗溺；奔豚。伤寒汗出不渴者；伤寒厥而心下悸者。伤寒发汗后，腹下气满，小便不利。膀胱腑发咳，咳而遗溺。疝作奔豚。

用法用量： 上药以水4升，煮取2升，去滓，分3次温服。

方义方解： 茯苓、甘草之甘，益津液而和卫，桂枝、生姜之辛，助阳气而解表。

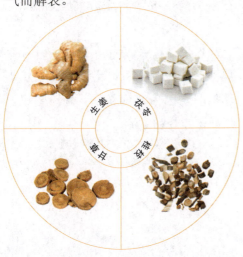

中风发热，六七日不解而烦，有表里证，渴欲饮水，水入则吐者，名曰水逆①，五苓散主之。

太阳中风症，经过六七天而不解除，既有发热、畏寒、头痛等表证，又有心烦、小便不利等症，若出现口渴想喝水，而喝水即呕吐的，就叫水逆，用五苓散主治。

【注释】

①水逆：因里有蓄水，以致饮水不能受纳，饮入随即吐出的，称为水逆症。

发汗吐下后，虚烦①不得眠；若剧者，必反复颠倒，心中懊憹②，栀子豉汤主之。

发汗过后，或泻下以后，出现失眠；如果很严重，必定反复颠倒，心中烦热，闷乱不宁，用栀子豉汤主治。

【注释】

①虚烦：这里是指无形之邪热扰于胸膈，而无痰、水等实邪所致的心烦懊憹等证。不是虚证。

②心中懊憹：懊，音奥。憹，音恼。心中懊憹，指心里烦郁特甚，扰乱不宁，莫可言喻之状。

栀子豉汤方

栀子豉汤治虚烦，懊憹颠倒不得眠，
呕吐少气加姜草，胸室结痛药不添。

药物组成： 栀子（劈）9克，香豉

（绵裹）4克。

功能主治：清热除烦。治发汗吐下后，余热郁于胸膈，身热懊憹，虚烦不得眠，胸脘痞闷，按之软而不痛，嘈杂似饥，但不欲食，舌质红，苔微黄，脉数。

用法用量：以水400毫升，先煮栀子，得250毫升，纳豉煮取150毫升，去滓，分为二服，温进一服，得吐，止后服。

方义方解：方中栀子味苦性寒，泄热除烦，降中有宣；香豉体轻气寒，升散调中，宣中有降。二药相合，共奏清热除烦之功。

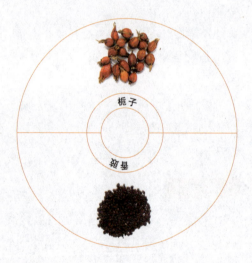

药材档案

淡豆豉

别名：香豉、豆豉、清豆豉。

性味归经：辛、微苦，寒。归肺、胃经。

功效主治：解表，除烦。本品辛散轻浮，能疏散表邪而有平稳发汗解表之功。本品辛寒宣散郁热，而有散热除烦之效。

用量用法：10～15克，煎服。

发汗，若下之，而烦热①胸中窒②者，栀子豉汤主之。

发汗过后，或泻下以后，出现心胸烦热不适，胸中窒塞不舒的，是由于热郁胸膈、气机阻滞所致，用栀子豉汤主治。

【注释】

①烦热：心中烦闷而热。

②胸中窒：胸中塞闷不舒。

伤寒五六日，大下之后，身热不去，心中结痛①者，未欲解也，栀子豉汤主之。

外感病经过五六日，用了大剂泻下药以后，身热未退，且感觉心胸部结塞而痛，这是由于病未解除，可用栀子豉汤主治。

【注释】

①结痛：结塞且有痛感。

伤寒下后，心烦腹满，卧起不安者，栀子厚朴汤主之。

外感病，使用泻下药以后，有心烦不宁、腹部胀闷、坐卧不安症状出现的，是因为热郁胸膈、气滞于腹，用栀子厚朴汤主治。

栀子厚朴汤方

栀子厚朴药有三，栀子厚朴枳实煎，
心烦腹满分上下，清烦泻满两证兼。

药物组成： 栀子（劈）9个，厚朴（炙，去皮）12克，枳实（水浸，炙令黄）9克。

功能主治： 治伤寒下后，心烦腹满，卧起不安。

用法用量： 以水400毫升，煮取200毫升，去滓，分二服，温进一服。得吐者，止后服。

方义方解： 以山栀之苦，以吐虚烦；枳、朴之苦，以泄腹满。

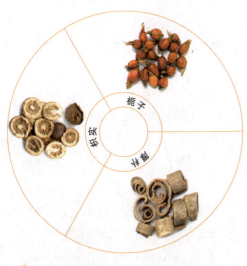

药材档案

枳实

别名： 香橙、臭橙、枸头橙。

来源： 为芸香科植物酸橙及其栽培变种或甜橙的干燥幼果。

药材特征： 本品呈半球形，少数为球形，直径0.5～2.5厘米。外果皮黑绿色或暗棕绿色，具颗粒状突起和皱纹，有明显的花柱残迹或果梗痕。切面中果皮略隆起，厚0.3～1.2厘米，黄白色或黄褐色，边缘有1～2列油室，瓤囊棕褐色。质坚硬。气清香，味苦、微酸。

性味归经： 苦、辛、酸，微寒。归脾、胃经。

功效主治： 破气消积，化痰除痞。用于积滞内停，痞满胀痛，泻痢后重，大便不通，痰滞气阻，胸痹，结胸，脏器下垂。

用量用法用量： 3～10克，煎服。大量可用至30克，炒后性较平和。

> 伤寒，医以丸药大下之，身热不去，微烦者，栀子干姜汤主之。

太阳伤寒症，医生误用泻下丸药峻猛攻下，出现身热不退，轻度心烦不安，并见腹满痛便溏等中寒症的，用栀子干姜汤主治。

栀子干姜汤方

栀子干姜治心烦，身热不去泻又添，寒热并用分上下，清热温寒一方兼。

药物组成： 栀子（劈）9克，干姜6克。

功能主治： 用于伤寒，医以丸药下之，身热不去，微烦者。伤寒，医以丸药下之，身热不去，微烦者。

用法用量： 以水400毫升，煮取150毫升，去滓，分二服，温进一服。得吐者，止后服。

> 凡用栀子汤，患者旧微溏①者，不可与服之。

凡是使用栀子豉汤，若平素患者

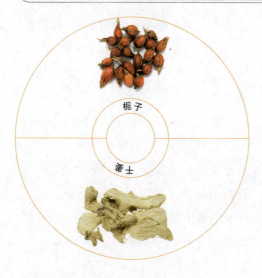

大便稀溏的，应禁止使用。

【注释】

①旧微溏：患者平素大便略微溏薄。

太阳病发汗，汗出不解，其人仍发热，心下悸，头眩，身瞤动，振振欲擗地①者，真武汤主之。

太阳病，经用发汗，汗出而病未除，患者仍然发热，心慌，头晕目眩，全身肌肉跳动，身体震颤摇晃，站立不稳，像要跌倒，这是肾阳虚弱、水所饮泛滥所致，用真武汤主治。

【注释】

①振振欲擗地：身体震颤，站立不稳，欲扑倒于地。

咽喉干燥者，不可发汗。

患者咽喉干燥的，不可用辛温发汗的方法。

淋家①，不可发汗，汗出必便血。

患淋病很久的患者，多阴虚下焦有热，不能用发汗法。若误用发汗，则会引起尿血的变症。

【注释】

①淋家：素患小便淋漓，尿道疼痛的患者。

疮家①，虽身疼痛，不可发汗，汗出则痓②。

平素患有疮疡的患者，复感外邪而致身疼痛者，也不可用发汗方法，误发其汗，就会出现角弓反张，筋脉强急的变症。

【注释】

①疮家：久患疮疡的人。
②痓：《集韵》云"风病也"。《正字通》云"五痓之总名，其症牢口噤，背反张而瘈疭"。一作"痉"。

衄家，不可发汗，汗出必额上陷，脉急紧，直视不能眴①，不得眠。

衄血许久的患者，多阴虚火旺，不能用发汗法。若误发其汗，就会出现额部两旁凹陷处的动脉拘急、两眼直视、眼球不能转动、不能睡眠的变症。

【注释】

①不能眴：眼睛不能转动。

亡血家，不可发汗，发汗则寒栗而振。

平素有失血疾患的患者，不可使用发汗的方法，误发其汗，就会发生寒栗震颤的变症。

> 汗家①，重发汗，必恍惚心乱②，小便已阴疼③，与禹余粮丸。

平素常常出汗的人，再用发汗方法，就会发生心神恍惚、慌乱不宁，小便以后尿道疼痛等变症，可用禹余粮丸治疗。

【注释】

①汗家：平常惯会出汗的人，包括盗汗、自汗。

②恍惚心乱：神迷意惑，慌乱不宁。

③小便已阴疼：小便之后，尿道疼痛。

> 患者有寒，复发汗，胃中冷，必吐蚘。

素有内寒的患者，不能用发汗法。若反发其汗，就会使胃中虚寒更甚，出现吐蚘的症状。

> 本发汗，而复下之，此为逆也；若先发汗，治不为逆。本先下之，而反汗之，为逆；若先下之，治不为逆。

本来应该发汗，反而治以攻下，则属于误诊；如果先用发汗解表，表解以后再用下法，就是正确的治疗方法。本来应该先用下法，反而治以发汗，治法是错误的；如果先用攻下，治法才正确。

> 伤寒，医下之，续得下利，清谷①不止，身疼痛者，急当救里；后身疼痛，清便自调者，急当救表。救里宜四逆汤，救表宜桂枝汤。

患伤寒的患者，若医生误用泻下法，使得患者断续下利不止，且不断地泻下不消化的食物，身体疼痛，此时即使表邪未除，也应先祛里邪；里邪祛后，大便恢复正常，身体仍感疼痛者，此时当急救表。救里宜用四逆汤，而救表宜用桂枝汤。

【注释】

①清谷：清，古与"圊"通，清谷，就是腹泻而食物不消化的意思。

> 病发热头痛，脉反沉，若不差，身体疼痛，当救其里，宜四逆汤方。

患者发热头痛，脉不浮而反沉，如果症状不解，身体依然疼痛的，也应当先治其里虚，可用四逆汤方。

> 太阳病，先下而不愈，因复发汗，以此表里俱虚，其人因致冒，冒家①汗出自愈。所以然者，汗出表和故也。里未和，然后复下之。

太阳表证，先使用泻下法治疗而未痊愈，再用发汗法治疗，因而导致内外皆虚，有昏冒的症状出现。昏冒的患者若正能胜邪，得到汗出，汗解邪散，则可自行痊愈。之所以这样，是因为汗出邪散表气得以调和的缘故。若里气尚未调和，然后再用泻下法治其里。

【注释】

①冒家：头晕目眩的患者。

> 太阳病未解，脉阴阳俱停①，必先

振栗汗出而解。但阳脉微②者，先汗出而解；但阴脉微③脉者，下之而解。若欲下之，宜调胃承气汤。

在太阳病还没有解除的时候，忽然尺寸部的脉搏都停止不动，这时必先作战栗，而后汗出病解。独寸脉微见搏动的，先汗出而病解；独尺脉微见搏动的，泻下后而病解。若要使用下法，调胃承气汤比较适宜。

【注释】

①脉阴阳俱停：尺寸部的脉搏都停伏不见。

②阳脉微：寸脉微见搏动。

③阴脉微：尺脉微见搏动。

太阳病，发热汗出者，此为荣弱卫强，故使汗出，欲救①邪风②者，宜桂枝汤。

太阳表证，发热汗出的，即卫气浮盛于外与邪相争，卫外失固，营阴不能内守所致，治疗宜祛风散邪，用桂枝汤最为适宜。

【注释】

①救：驱散的意思。

②邪风：风邪。因风必兼夹，实质属于风寒之邪。

伤寒五六日，中风，往来寒热①，胸胁苦满②，默默③不欲饮食，心烦喜呕，或胸中烦而不呕，或渴，或腹中痛，或胁下痞硬，或心下悸，小便不利，或不渴，身有微热，或咳者，小柴胡汤主之。

太阳病伤寒五六日，或是中风，出现寒来热往，交替发作，胸胁部苦于闷满，静默不语，不思饮食，时而心烦喜呕。或仅胸中烦扰却不呕吐，或口中作渴，或腹部疼痛，或胁下痞塞满硬，或心下动悸而小便不利，或无口渴而体表微热，或兼有咳嗽，都可用小柴胡汤主治。

【注释】

①往来寒热：恶寒时不知热，发热时不知寒，寒与热交替出现。

②胸胁苦满：谓胸胁部有苦闷的感觉，因少阳脉循胸胁，邪入其经，所以苦满。

③默默：心中郁闷不爽。

小柴胡汤方

小柴胡汤和解功，半夏人参甘草从，
更加黄芩生姜枣，少阳万病此方宗。

药物组成：柴胡12克，黄芩、半夏（洗）、生姜（切）各9克，人参6克，甘草（炙）5克，大枣（擘）4枚。

功能主治：和解少阳。治伤寒少阳证。往来寒热，胸胁苦满，嘿嘿不欲饮食，心烦喜呕，口苦，咽干，目眩；妇人伤寒，热入血室；疟疾、黄疸与内伤杂病而见少阳证者。

用法用量：上药七味，以水1.2升，煮取600毫升，去滓，再煎取300毫升，分两次温服。

加减化裁：若胸中烦而不呕，去半夏、人参，加瓜蒌实1枚；若渴，去半夏，人参加至9克，瓜蒌根12克；若腹中痛者，去黄芩，加芍药9克；若胁下痞梗，去大枣，加牡蛎12克；若心下悸，小便不利者，去黄芩，加茯苓12克；若不渴，外有微热者，去人参，加桂枝6克，温覆微汗愈；若咳者，去人参、大枣、生姜，加五味子5克，干姜5克。

方义方解：方中柴胡清透少阳半表之邪，从外而解为君；黄芩清泄少阳半里之热为臣；人参、甘草益气扶正，半夏降逆和中为佐；生姜助半夏和胃，大枣助参、草益气，姜、枣合用，又可调和营卫为使。诸药合用，共奏和解少阳之功。

运用：本方用于伤寒少阳证，临床应用以往来寒热，胸胁苦满，默默不欲饮食，心烦喜呕，口苦，咽干，目眩，舌苔薄白，脉弦为辨证要点。

药材档案

柴胡

别名：地熏、茈胡、山菜、茹草、柴草。

来源：本品为伞形科植物柴胡（北柴胡）或狭叶柴胡（南柴胡）的干燥根。

性味归经：辛、苦，微寒。归肝、胆、肺经。

功能主治：疏散退热，疏肝解郁，升举阳气。用于感冒发热，寒热往来，胸胁胀痛，月经不调，子宫脱垂，脱肛。

用量用法用量：内服：3～10克，煎服。退热宜用生品，舒肝解郁用醋制品。

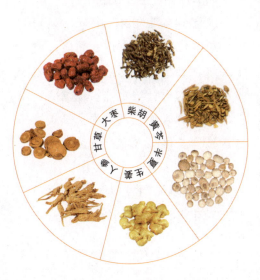

血弱气尽①，腠理开，邪气因入，与正气相搏，结于胁下。正邪分争，往来寒热，休作有时，默默不欲饮食。脏腑相连，其痛必下，邪高痛下，故使呕也。一云脏腑相违其病必下，胁膈中痛小柴胡汤主之。服柴胡汤已，渴者属阳明，以法治之。

气血虚弱，腠理开豁，邪气得以乘虚而入，与正气相搏结，留居在少阳经，正气与邪气相搏击，故发热、畏寒交替出现，发作与停止皆有其时；由于胆气内郁，影响脾胃，故沉默不语、不思饮食；脏与腑相互关联，肝木乘脾土，故出现腹痛。邪气在胆之上，疼痛在腹之下，这就叫邪高痛下。胆热犯胃，故出现呕吐，当用小柴胡汤主治。服了小柴胡汤后，出现口渴欲饮等阳明见症的，表示病已转属阳明，治疗必须按阳明的治法进行。

【注释】

①血弱气尽：气血不足，正气衰弱。

得病六七日，脉迟浮弱，恶风寒，手足温。医二三下之，不能食，而胁下满痛，面目及身黄，颈项强，小便难者，与柴胡汤，后必下重①；本渴，饮水而呕者，柴胡汤不中与也，食谷者哕②。

患病六七日，脉搏迟而浮弱，恶风寒，手足温暖。医生曾用泻下药两三次，因而出现不能饮食，胁下胀满而疼痛，面部、眼睛和周身皮肤均发黄，颈项强急，小便困难等症。此时用柴胡汤治疗，必会感到肛部坠重；本来口渴饮水而呕的，或进食后发生呃逆的，都不适于用柴胡汤。

【注释】

①后必下重：大便时肛门部重坠。
②哕：呃逆。

伤寒四五日，身热恶风，颈项强，胁下满，手足温而渴者，小柴胡汤主之。

外感病，四五天过后，身体发热，怕风，颈项拘急不舒，胁下胀满，手足温暖而又口渴的，属三阳合病之症，用小柴胡汤主治。

伤寒，阳脉涩，阴脉弦，法当腹中急痛，先与小建中汤；不差者，小柴胡汤主之。

伤寒症，脉浮候滞涩，沉候弦劲，按理当有腹中拘急疼痛的症状，治疗应先用小建中汤；腹痛不除的，以小柴胡汤主治。

小建中汤方

小建中汤君饴糖，方含桂枝加芍药，
温中补虚和缓急，虚劳里急腹痛康。

药物组成：桂枝（去皮）9克，甘草（炙）6克，大枣（擘）12枚，芍药18克，生姜（切）9克，胶饴30克。

功能主治：温中补虚，和里缓急。治虚劳里急，腹中时痛，喜得温按，按之则痛减，舌淡苔白，或心中悸动，虚烦不宁，面色无华，或四肢酸疼，手足烦热，咽干口燥。现用于胃及十二指肠球部溃疡、神经衰弱、慢性肝炎等见有上述症状者。

用法用量：上药六味，以水700毫升，煮取300毫升，去滓，加入饴糖，更上微火烊化，分二次温服。

注意：呕家、吐蛔、中满者均忌用。

加减化裁：若中焦寒重者，可加干姜以增强温中散寒之力；兼有气滞者，可加木香行气止痛；便溏者，可加白术健脾燥湿止泻；面色萎黄、短气神疲者，可加人参、黄芪、当归以补养气血。

方义方解：本方为桂枝汤倍芍药加胶饴组成。方中重用饴糖温中补虚，和里缓急；桂枝温阳散寒；芍药和营益阴；炙甘草调中益气。诸药合用，共奏温养中气，平补阴阳，调和营卫之功。

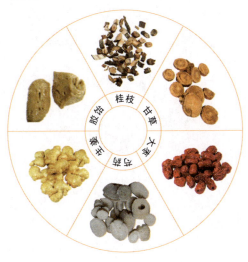

药材档案

饴糖

别名：胶饴、软饴糖。

性味归经：甘，温。归脾、胃、肺经。

功效主治：补脾益气，缓急止痛，润肺止咳。本品甘温，质地柔润，能补能缓能润。入中焦脾胃，补中缓急止痛，入肺经润肺燥止咳。为甘润补中缓急良品。

用量用法：30～60克，入汤剂分2～3次冲服；也可熬膏或为丸服。

伤寒中风，有柴胡证，但见一证便是，不必悉具。凡柴胡汤病证而下之，若柴胡证不罢者，复与柴胡汤，必蒸蒸而振①，却复发热汗出而解。

外感寒邪或风邪，有柴胡汤症的症候，只要见到一两个主症的，则可确诊为柴胡汤症，不需要具备所有的症候。凡是柴胡汤症而用攻下法的，若柴胡汤症尚存的，可以仍给予柴胡汤进行治疗。服药后，借助药力正气与邪相争，一定会出现畏寒战栗，然后高热汗出而病解的战汗现象。

【注释】

①蒸蒸而振：气从内达，邪从外出，而周身战栗颤抖。

伤寒二三日，心中悸而烦者，小建中汤主之。

患伤寒病才两三日，就出现了心中动悸和烦扰不宁的症状，这时可用小建中汤主治。

太阳病，过经①十余日，反二三下之，后四五日，柴胡证仍在者，先与小柴胡汤。呕不止，心下急②，一云呕止小安，郁郁微烦者，为未解也，与大柴胡汤下之则愈。

太阳病，邪传少阳十多天，医生反而多次攻下，又经过四五天，若柴胡症尚存的，可先给予小柴胡汤治疗。若出现呕吐不止，上腹部拘急疼痛，心中郁闷烦躁的，是少阳兼阳明里实，病情未解的，用大柴胡汤攻下里实，就可痊愈。

【注释】

①过经：超过了病愈的日期。经，作常字解，意指太阳病的病程。

②心下急：胃脘部拘急窘迫。

大柴胡汤方

大柴胡汤芩大黄，枳芍半夏枣生姜，
少阳阳明合为病，和解攻里效无双。

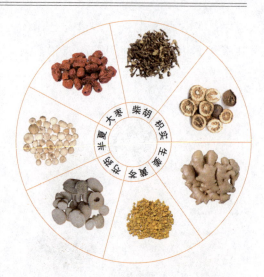

药物组成：柴胡15克，枳实9克（炙），生姜15克（切），黄芩9克，芍药9克，半夏（洗）9克，大枣（擘）12枚，一方有大黄6克。

功能主治：和解少阳，内泻热结。主少阳、阳明合病，往来寒热，胸胁苦满，呕不止，郁郁微烦，心下痞硬或满痛，大便秘结，或协热下利，舌苔黄，脉弦有力者。现用本方加减治疗急性胰腺炎、急性胆囊炎、胆石症等见有上述证候者。

用法用量：上七味，用水1.2升，煮取600毫升，去滓再煎，温服200毫升，日三服。

加减化裁：兼黄疸者，可加茵陈、栀子以清热利湿退黄；胁痛剧烈者，可加川楝子、延胡索以行气活血止痛；胆结石者，可加金钱草、海金沙、郁金、鸡内金以化石。

方义方解：方中柴胡、黄芩和解少阳；枳实、大黄内泻热结，芍药助柴胡、黄芩清肝胆之热，合枳实、大黄治腹中实痛；半夏和胃降浊以止呕逆，生姜、大枣既助半夏和胃止呕，又能调营卫而和诸药。诸药合用，共奏和解少阳、内泻结热之功。

伤寒十三日不解，胸胁满而呕，日晡所①发潮热，已而②微利。此本柴胡证，下之而不得利，今反利者，知医以丸药下之，此非其治也。潮热者实也，先宜服小柴胡汤以解外，后以柴胡加芒硝汤主之。

外感病，十三天后仍不解的，胸胁满闷而呕吐，午后发潮热，接着出现轻微腹泻。这本来是大柴胡汤症，医生应当用大柴胡汤攻下，却反而用峻下的丸药攻下，这是错误的治法。结果导致实邪未去而正气受到损伤，出现潮热、腹泻等症。潮热，是内有实邪的见症，治疗时，应当先服小柴胡汤以解除少阳之邪，然后用柴胡加芒硝汤主治。

【注释】

①日晡所：日晡，即午后三时至五时。所，语尾，即现在所说的"光景""上下""之谱"的意思。

②已而：时间副词，第二事发生距第一事不久时用之。

柴胡加芒硝汤方

小柴加硝两解方，芒硝后煎入药良，
日晡潮热胸胁满，调和胃胆利少阳。

药物组成： 柴胡24克，黄芩9克，人参9克，半夏12克，炙甘草9克，生姜9克，大枣（擘）4枚，芒硝12克。

功能主治： 伤寒十三日不解，胸胁满而呕，日晡潮热，已而微利。

用法用量： 先以水煮柴胡汤，汤成去滓，内芒硝，更煮微沸，温服。

方义方解： 本证为少阳枢机不利，阳明燥实微结。故以小柴胡汤和解少阳，芒硝泻热去实，软坚润燥。因正气较虚，里实不甚，故不用大黄、枳实之荡涤破滞，而留人参、甘草以扶正。本方量小，为和解兼清里之轻剂。少阳兼里实证，根据其轻重缓急，设有大柴胡和柴胡加芒硝汤，然皆以少阳为主，故均以柴胡为主药，临床运用，当明主次。

药材档案

芒硝

别名： 朴硝、皮硝。

性味归经： 咸、苦，寒。归胃、大肠经。

功效主治： 泻热通便，润燥软坚，清热消肿。本品味咸苦而性寒，咸以软坚，苦以降泄，寒能清热，故能泻热通便，润燥软坚，为治实热积滞、大便燥结之要药。

用量用法： 10～15克，冲入药汁或开水溶化后服。外用：适量。

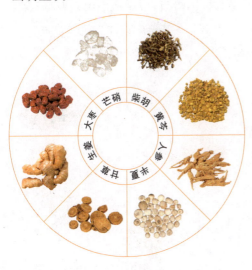

伤寒十三日，过经谵语者，以有热也，当以汤下之。若小便利者，大便当硬，而反下利，脉调和者，知医以丸药下之，非其治也。若自下利者，脉当微厥，今反和者，此为内实也，调胃承气汤主之。

外感病十三日，超过了病解的一般日程，见到谵语，乃里热熏蒸的缘故，应当服用攻下的汤药。一般情况是小便通畅的，大便应当坚硬，而反发生下利，脉象调和没有其他虚象，可见这是医生误用丸药攻下所致，属于治疗的错误。如果不是因误下而自动下利，脉象应当微厥，现在脉象反而调和的，这是里实无疑，用调胃承气汤主治。

太阳病不解，热结膀胱，其人如狂①，血自下，下者愈。其外不解者，尚未可攻,当先解其外;外解已,但少腹②急结者,乃可攻之,宜桃核承气汤方。

太阳表证未解,邪热内入与瘀血互结于下焦膀胱部位,出现有似发狂、少腹拘急硬痛等症状,若患者能自行下血的,就可痊愈。若表证还未解除的,尚不能攻里,应当先解表,待表证解除后,只有少腹拘急硬痛等里证的,才能攻里,适宜用桃核承气汤方。

【注释】

①如狂:好像发狂,较发狂为轻。

②少腹:亦称小腹。一说脐以下腹部为小腹,脐下两旁为少腹。

桃核承气汤方

桃核承气五般施,甘草硝黄并桂枝,
瘀热互结小腹胀,蓄血如狂最相宜。

别名: 桃仁承气汤(《医方类聚》卷五十四引《伤寒括要》)。

药物组成: 桃核(去皮、尖)50个,桂枝(去皮)6克,大黄12克,甘草(炙)、芒硝各6克。

功能主治: 破血下瘀。治瘀热蓄于下焦,少腹急结,大便色黑,小便自利,甚则谵语烦渴,其人如狂,至夜发热,及血瘀经闭、痛经、产后恶露不下,脉沉实或涩。

用法用量: 上五味,以水700毫升,煮前四味,取300毫升,去滓,纳芒硝,更上火微沸,下火,空腹时温服100毫升,日三服。当微利。

加减化裁: 后世对本方的运用有所发展,不论何处的瘀血证,只要具备瘀热互结这一基本病机,均可加减使用。对于妇人血瘀经闭、痛经以及恶露不下等症,常配合四物汤同用;如兼气滞者,酌加香附、乌药、枳实、青皮、木香等以理气止痛。对跌打损伤,瘀血停留,疼痛不已者,加赤芍、当归尾、红花、苏木、三七等以活血祛瘀止痛。对于火旺而血郁于上之吐血、衄血,可以本方釜底抽薪,引血下行,并可酌加生地、丹皮、栀子等以清热凉血。

方义方解: 方中桃核破血行瘀,大黄下瘀泄热,二药合用,以逐下焦瘀热,是为君药;桂枝活血通络,芒硝泄热软坚,是为臣药;炙甘草甘平和中,缓和消、黄峻攻之性,为佐使药。诸药相配,共奏破血下瘀之效。

运用: 本方为治疗瘀热互结,下焦蓄血证的常用方。临床应用以少腹急结,小便自利,脉沉实或涩为辨证要点。

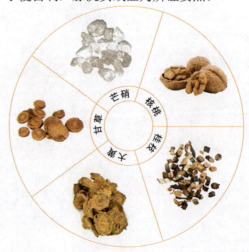

药材档案

核桃仁

别名：核桃、羌桃、肾者、胡桃、胡桃仁、吴桃、播罗子、唐楸子、陈平珍果。

药材特征：本品多破碎，为不规则的块状。有皱曲的沟槽，大小不一；完整者类球形，直径2～3厘米。种皮淡黄色或黄褐色，膜状，维管束脉纹深棕色。子叶类白色。质脆，富油性。气微，味甘种皮味涩、微苦。

性味归经：甘，温。归肾、肺、大肠经。

功效主治：补肾，温肺，润肠。用于肾阳不足，腰膝酸软，阳痿遗精，虚寒喘嗽，大便秘结。

用量用法：6～9克，煎服。

伤寒八九日，下之，胸满烦惊，小便不利，谵语，一身尽重，不可转侧者，柴胡加龙骨牡蛎汤主之。

外感病，经过八九天，误用攻下，出现胸部满闷、烦躁、惊惕不安、小便不通畅、谵语、全身沉重、不能转侧的，用柴胡加龙骨牡蛎汤主治。

柴胡加龙骨牡蛎汤方

参苓龙牡桂丹铅，芩夏柴黄姜枣全。
枣六余皆一两半，大黄二两后同煎。

药物组成：柴胡12克，龙骨、黄芩、生姜、铅丹、人参、桂枝（去皮）、茯苓各4.5克，半夏6克（洗），大黄6克（切），牡蛎4.5克（熬），大枣（擘）6枚。

功能主治：和解清热，镇惊安神。主伤寒往来寒热，胸胁苦满，烦躁惊狂不安，时有谵语，身重难以转侧，现用于癫痫、神经官能症、梅尼埃病以及高血压病等见有胸满烦惊为主证者。

用法用量：上药十二味，除大黄外，以水800毫升，煮取400毫升，再纳大黄，更煮一二沸，去滓，每次温服100毫升。

方义方解：方中柴胡、桂枝、黄芩和里解外，以治寒热往来、身重；龙骨、牡蛎、铅丹重镇安神，以治烦躁惊狂；半夏、生姜和胃降逆；大黄泻里热，和胃气；茯苓安心神，利小便；人参、大枣益气养营，扶正祛邪。共成和解清热，镇惊安神之功。

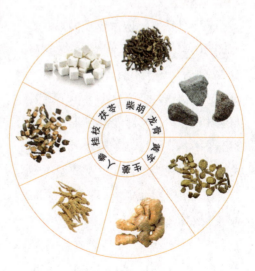

伤寒，腹满谵语，寸口脉浮而紧，此肝乘脾也，名曰纵①，刺期门②。

外感病，腹部胀满，谵语，寸口脉浮而紧，即肝木克伐脾土的征象，名"纵"，进行治疗用针刺期门的方法。

【注释】

①纵：五行顺次相克的形式。

②期门：穴名，位于乳直下两寸处。

伤寒，发热，啬啬恶寒，大渴欲饮水，其腹必满。自汗出，小便利，其病欲解，此肝乘肺也，名曰横①，刺期门。

患伤寒病，发热，啬啬然厌恶风寒，大渴而想喝水，患者必定会感到腹满。如果自动汗出，小便通畅，其寒热、渴饮、腹满等症就将要解除。这是肝木逆行克肺，叫作横，可治以针刺期门的方法。

【注释】

①横：是五行逆次反克的形式。

太阳病二日，反躁，凡熨①其背，而大汗出，大热入胃，胃中水竭，躁烦，必发谵语，十余日振栗自下利者，此为欲解也。故其汗从腰以下不得汗，欲小便不得，反呕，欲失溲，足下恶风，大便硬，小便当数，而反不数及不多，大便已，头卓然而痛②，其人足心必热，谷气③下流故也。

太阳病的第二天，患者出现烦躁不安，医生反而用热熨疗法来熨患者的背部，导致出汗很多，火热之邪乘虚内入于胃，胃中津液枯竭，于是出现躁扰不宁、谵语，病经十多天，若患者出现全身颤抖、腹泻的，这是正能胜邪，疾病即将解除。若火攻后患者腰以下部位不出汗，反见呕吐，足底下感觉冰凉，大便干硬，本应当小便频数，但反而不频数而量少，想解又解不出，解大便后，头猛然疼痛，并感觉脚心发热，这是水谷之气向下流动的缘故。

【注释】

①熨：火疗法之一。《千金方》记有熨背散，是以乌头、细辛、附子、羌活、蜀椒、桂心、川芎、芍药捣筛，醋拌绵裹，微火炙令暖，以熨背上。

②卓然而痛：突然感到头痛。

③谷气：水谷之气。

太阳病中风，以火劫发汗，邪风被火热，血气流溢，失其常度。两阳①相熏灼，其身发黄。阳盛②则欲衄，阴虚③小便难。阴阳俱虚竭④，身体则枯燥。但头汗出，剂颈而还，腹满微喘，口干咽烂，或不大便，久则谵语，甚者至哕，手足躁扰，捻衣摸床⑤。小便利者，其人可治。

太阳中风症，用火法强迫发汗，风邪被火热所迫，血气运行失去正常规律，风与火相互熏灼，使肝胆疏泄失常，患者身体会发黄，阳热亢盛，迫血上出就会出现衄血，热邪灼津，阴液亏虚就会出现小便短少。气血亏乏，不能滋润周身，就会出现身体枯燥、仅头部出汗、到颈部为止。阳盛而阴亏，则腹部胀满，微微气喘，口干咽喉溃烂，或者大便不通，时间久了就会出现谵语，严重的会出现呃逆、手足躁扰不宁、捻衣摸床等症，若小便尚通畅，示津液犹存，患者尚可救治。

【注释】

①两阳：风为阳邪，火亦属阳，中风用火劫，故称两阳。

②阳盛：邪热炽盛。

③阴虚：津液不足。

④阴阳俱虚竭：气血都亏乏。

⑤捻衣摸床：手指不自觉地摸弄衣服和床。

伤寒脉浮，医以火迫劫之①，亡阳②，必惊狂，起卧不安者，桂枝去芍药加蜀漆牡蛎龙骨救逆汤主之。

太阳伤寒症，脉象浮，本应当发汗解表，医生却用火治法强迫发汗，导致心阳外亡、神气浮越，出现惊恐狂乱、坐卧不安的，用桂枝去芍药加蜀漆牡蛎龙骨救逆汤主治。

【注释】

①以火迫劫之：用火法强迫发汗。

②亡阳：此处的阳，指心阳。亡阳即心阳外亡，神气浮越之谓。

桂枝去芍药加蜀漆龙骨牡蛎救逆汤方

桂枝去芍恐助阴，痰水犯心狂躁纷，
龙牡安神桂枝助，蜀漆漆饮有奇勋。

药物组成： 桂枝（去皮）9克，甘草（炙）6克，生姜（切）9克，大枣（擘）12枚，牡蛎15克（熬），蜀漆9克（去腥），龙骨12克。

功能主治： 镇惊安神。治伤寒脉浮，误用火迫发汗，以致心阳外亡，惊悸发狂，卧起不安者。

用法用量： 上七味，以水1.2升，先煮蜀漆至1升，纳诸药，煮取300毫升，去滓，温服100毫升。

方义方解： 与桂枝汤，解未尽表邪；去芍药，以芍药益阴，非亡阳所宜也；火邪错逆，加蜀漆之辛以散之；阳气亡脱，加龙骨、牡蛎之涩以固之。本草云：涩可去脱，龙骨、牡蛎之属是也。

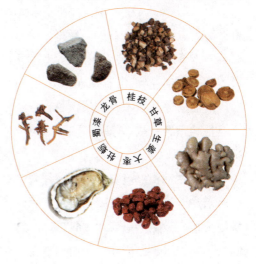

药材档案

牡蛎

别名：牡蛤、蛎蛤、生蚝、蛎黄、海蛎子皮。

药材特征：

长牡蛎：呈长片状，背腹缘几平行，长10～50厘米，高4～15厘米。右壳较小，鳞片坚厚，层状或层纹状排列。壳外面平坦或具数个凹陷，淡紫色、灰白色或黄褐色；内面瓷白色，壳顶二侧无小齿。左壳凹陷深，鳞片较右壳粗大，壳顶附着面小。质硬，断面层状，洁白。气微，味微咸。

大连湾牡蛎：呈类三角形，背腹缘呈八字形。右壳外面淡黄色，具疏松的同心鳞片，鳞片起伏成波浪状，内面白色。左壳同心鳞片坚厚，自壳顶部放射肋数个，明显，内面凹下呈盒状，铰合面小。

近江牡蛎：呈圆形、卵圆形或三角形等。右壳外面稍不平，有灰、紫、棕、黄等色，环生同心鳞片，幼体者鳞片薄而脆，多年生长后鳞片层层相叠，内面白色，边缘有的淡紫色。

性味归经：咸，微寒。归肝、胆、肾经。

功效主治：重镇安神，潜阳补阴，软坚散结。用于惊悸失眠，眩晕耳鸣，瘰疬痰核，癥瘕痞块。煅牡蛎收敛固涩，制酸止痛。用于自汗盗汗，遗精滑精，崩漏带下，胃痛吞酸。

用量用法：9～30克，煎服。宜打碎先煎。外用：适量。收敛固涩宜煅用，其他宜生用。

形作伤寒，其脉不弦紧而弱，弱者必渴，被火者必谵语。弱者发热脉浮，解之，当汗出愈。

病的征象像太阳伤寒症，但脉搏不弦紧反而弱，且口渴，这不是太阳伤寒症而是温病。若误用火攻，火邪内迫，就一定会出现谵语等变症。温病初起脉弱，一般并见发热脉浮，用辛凉发汗解表法治疗，汗出邪散，则疾病可愈。

太阳病，以火熏之，不得汗，其人必躁，到经不解，必清血①，名为火邪。

太阳病，以火熏的方法治疗，未得汗出，患者必烦躁，经过六七日，病如果仍未解除，可能发生便血。由于这些变症是因误用火法而致，所以名为火邪。

【注释】

①清血：便血。

脉浮热甚，反灸之，此为实。实以虚治，因火而动，必咽燥吐血。

脉象浮，发热甚，这是太阳表实症，治疗当用发汗解表法，却反用温灸法，这是把实症当作虚症来治疗，火邪内攻，耗血伤阴，一定会出现咽喉干燥、吐血的变症。

微数之脉，慎不可灸。因火为邪，

则为烦逆，追虚逐实①，血散脉中②，火气虽微，内攻有力，焦骨伤筋③，血难复也。脉浮，宜以汗解，用火灸之，邪无从出④，因火而盛⑤，病从腰以下必重而痹，名火逆也。欲自解者，必当先烦，乃有汗而解。何以知之？脉浮，故知汗出解。

患者脉象微数，属阴虚内热，治疗千万不可用灸法，若误用温灸，就成为火邪，火邪内迫，邪热内扰，烦乱不安的变症就会出现。阴血本虚反用灸法，使阴更伤；热本属实，用火法更增里热，血液流散于脉中，运行失其常度，灸火虽然微弱，但内攻非常有力，耗伤津液，损伤筋骨，血液难以恢复。脉象浮，主病在表，治疗当用发汗解表法，若用灸法治疗，表邪不能从汗解，邪热反而因火法而更加炽盛，从腰以下沉重而麻痹，这就叫火逆。若病将自行痊愈的，一定会先出现心烦不安，而后汗出病解。这是怎么知道的呢？因为脉浮，浮主正气浮盛于外，故得知汗出而病解。

【注释】

①追虚逐实：血本虚而更加火法，劫伤阴分，是为追虚；热本实，而更用火法，增加里热，是为逐实。

②血散脉中：火毒内攻，血液流溢，失其常度。

③焦骨伤筋：形容火毒危害之烈，由于血为火灼，筋骨失去濡养，故曰焦骨伤筋。

④邪无从出：误治后，表邪不得从汗而出。

⑤因火而盛：因误用灸法，邪热愈加炽盛。

烧针①令其汗，针处被寒，核起而赤者，必发奔豚。气从少腹上冲心者，灸其核上各一壮，与桂枝加桂汤，更加桂二两也。

用烧针的方法以发汗，针刺的部位受到寒邪侵袭，出现红色核块的，必然要发作奔豚。自感有气从少腹上冲心胸的，可外用艾火在其核上各灸一壮，内服桂枝加桂汤，就是桂枝汤原方再加桂二两。

【注释】

①烧针：用粗针外裹棉花，蘸油烧之，俟针红即去棉油而刺入，是古人取汗的一种治法。

桂枝加桂汤方

桂枝加桂剂量增，奔豚冲心来势凶，
平冲降逆解外寒，补心伐肾立奇功。

药物组成：桂枝15克（去皮），芍药9克，生姜（切）9克，甘草（炙）6克，大枣（擘）12枚。

功能主治：温阳祛寒，平冲降逆。治太阳病，误用烧针发汗，使心阳虚，下焦寒气上冲，致发奔豚，气从少腹上冲心胸者。

用法用量：以水700毫升，煮取

300毫升，去滓，温服100毫升。

散经中火邪；涩可去脱，龙骨、牡蛎之涩，以收敛浮越之正气。②《伤寒贯珠集》：桂枝、甘草，以复心阳之气；牡蛎、龙骨，以安烦乱之神。③《古方选注》：桂枝、甘草、龙骨、牡蛎，其义取重于龙、牡之固涩。仍标之曰桂、甘者，盖阴钝之药，不佐阳药不灵。故龙骨、牡蛎之纯阴，必须籍桂枝、甘草之清阳，然后能飞引入经，收敛浮越之火、镇固亡阳之机。

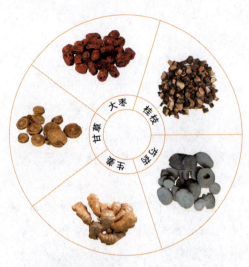

火逆下之，因烧针烦躁者，桂枝甘草龙骨牡蛎汤主之。

误用火攻而又行攻下，因火攻发汗致损伤心阳，出现烦躁不安的，用桂枝甘草龙骨牡蛎汤主治。

桂枝甘草龙骨牡蛎汤方

桂枝甘草组成方，龙牡加入安神良，
心悸同时兼烦躁，补阳宁心效果彰。

别名：桂枝龙骨牡蛎汤、桂甘龙骨牡蛎汤。

药物组成：桂枝（去皮）15克，甘草（炙）、牡蛎（熬）、龙骨各30克。

功能主治：安神救逆。潜阳，镇惊，补心，摄精。主火逆下之，因烧针烦躁者。心悸，失眠，遗精，阳痿。

用法用量：上七味，以水七升，煮取三升，分温三服。

方义方解：①《注解伤寒论》：辛甘发散，桂枝、甘草之辛甘也，以发

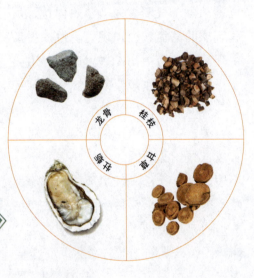

药材档案

龙骨

别名：生龙骨、煅龙骨、五花龙骨。

药材特征：呈骨骼状或破碎块状，大小不一。表面白色、灰白色或浅棕色，多较平滑，有的具棕色条纹和斑点。质较酥、体轻，断面不平坦、色白、细腻，骨髓腔部分疏松，有多数蜂窝状小孔。吸湿性强，以舌舔之有吸力。无臭、无味。

性味归经：甘、涩，平。归心、肝、肾经。

功效主治：镇静安神，平肝潜阳，收敛固涩。本品质重沉降，味甘则补，入心、肝则补血，故能镇静而安心神，平肝以潜降肝阳，味涩则收敛固涩。

用量用法：15～30克，煎服，入汤剂宜先煎。外用：适量。收敛固涩宜煅用。

用法用量：上药四味，以水500毫升，煮取300毫升，去滓温服100毫升，不下更服。

方义方解：甘缓结，苦泄热，桃仁、大黄之甘苦，以下结热。苦走血，咸渗血，虻虫、水蛭之苦咸，以除畜血。

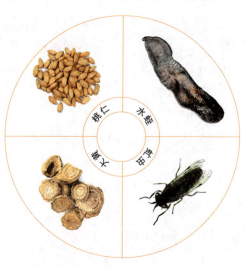

> 太阳病，身黄，脉沉结，少腹硬，小便不利者，为无血也。小便自利，其人如狂者，血证谛①也，抵当汤主之。

太阳病，出现皮肤发黄，脉象沉结，小腹坚硬的症状，若小便不通畅的，则非蓄血症，而是湿热发黄症；若小便通畅，并有狂乱征兆的，则无疑是蓄血发黄症，用抵当汤主治。

【注释】

①谛：证据确凿。

抵当汤方

抵当汤中用大黄，虻虫桃蛭力最强，少腹硬满小便利，攻瘀逐热治发狂。

药物组成：水蛭（熬）、虻虫（去翅、足，熬）各30个，大黄（酒洗）48克，桃仁（去皮、尖、双仁）20个。

功能主治：破血祛瘀。主下焦蓄血所致的发狂或如狂，少腹硬满，小便自利，喜忘，大便色黑易解，脉沉结，及妇女经闭，少腹硬满拒按者。

药材档案

水蛭

别名：蚂蟥、马蜞、马黄、马蛭、肉钻子。

药材特征：

蚂蟥：呈扁平纺锤形，有多数环节，长4～10厘米，宽0.5～2厘米。背部黑褐色或黑棕色，稍隆起，用水浸后，可见黑色斑点排成5条纵纹；腹面平坦，棕黄色。两侧棕黄色，前端略尖。后端钝圆，两端各具1吸盘，前吸盘不显著，后吸盘较大。质脆，易折断，断面胶质状。气微腥。

水蛭：扁长圆柱形，体多弯曲扭转，长2～5厘米，宽0.2～0.3厘米。

柳叶蚂蟥：狭长而扁，长5～12厘米，宽0.1～0.5厘米。

性味归经：咸、苦，平。有小毒。归肝经。

功效主治：破血通经，逐瘀消癥。通经。用于血瘀经闭，癥瘕痞块，中风偏瘫，跌仆损伤。

用量用法：1～3克，煎服。研末服，0.3～0.5克，以入丸、散或研末服为宜。或以鲜活者放置于瘀肿局部吸血消瘀。

> 伤寒有热，少腹满，应小便不利，今反利者，为有血也。当下之，不可余药①，宜抵当丸。

伤寒，身上有热，少腹胀满，照理应当小便不利，现在反而通利，这是下焦蓄血的征象，治当下其瘀血，非其他药所能胜任，宜用抵当丸。

【注释】

①不可余药：有两种解释，一为不可用其他药物；二为连药滓一并服下。

抵当丸方

抵当丸即抵当汤，捣药成丸煮水浆，
连渣服之只一颗，缓攻瘀血正不伤。

药物组成：水蛭20个（熬），虻虫20个（去翅足，熬），桃仁25个（去皮尖），大黄3两。

制法：捣分4丸。

功能主治：伤寒有热，下焦蓄血，少腹满，小便自利者。

用法用量：每服1丸，以水1升，煮取7合服之。（日卒）时当下血，若不下者，更服。

加减化裁：若气滞者，加木香、青皮，以行气解郁；若血瘀甚者，加三七、红花，以活血散瘀；若疼痛明显者，加乳香、没药，以活血止痛；若头痛者，加柴胡、葛根，以疏利头目止痛等。

方义方解：瘀热相结，阻滞脉络，则少腹满或硬或痛，固定不移；瘀热壅滞气机，则大便硬反易，色如漆状；瘀热上攻心神，则喜忘；瘀热外蒸，则身热；舌质暗淡，脉沉或涩均为瘀热之征。其治当攻下瘀血，峻药缓攻。方中水蛭破血逐瘀，通经利水；虻虫破血逐瘀通经；桃仁逐瘀破血，通利经水；大黄泻热祛瘀，通利血脉。制以为丸，以峻药缓缓攻瘀血。

使用禁忌：寒瘀证，气血虚证，寒痰证，慎用本方。

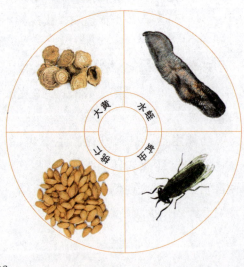

辨太阳病脉证并治（中）第六 卷三

太阳病，小便利者，以饮水多，必心下悸；小便少者，必苦里急①也。

太阳病，因为饮水过多，致水饮内停，若小便通利的是水停中焦，一定会有心悸不宁的见症出现；若小便短少不通畅的是水停下焦，一定会有小腹部胀满急迫不舒的症状出现。

【注释】

①苦里急：少腹内苦于急迫不舒。

药材档案

虻虫

别名：牛虻虫、炒虻虫。

性味归经：苦，微寒；有小毒。归肝经。

功效主治：破血逐瘀。本品苦能泄降，微寒清热，入肝经血分，通利血脉，破血逐瘀消癥之功与水蛭相近，而性尤峻猛，二者常同用，攻逐之力更强。

用量用法：1～1.5克，煎服；研末吞服，每次0.3克。

伤寒论
卷四

卷四 图解伤寒论 辨太阳病脉证并治（下）第七

【本篇精华】

结胸症、脏结症的症状及治疗方法。

【原文】→【译文】

问曰：病有结胸①，有脏结②，其状何如？答曰：按之痛，寸脉浮，关脉沉，名曰结胸也。

问：病症有结胸，有脏结，它们会有什么样的表现呢？答：胸脘部按之疼痛，寸部脉象浮，关部脉象沉，即"结胸"。

【注释】

①结胸：证候名，主要症状是心下硬痛。

②脏结：证候名，症状与结胸相似，而性质不同，为脏气虚寒而结。

何谓脏结？答曰：如结胸状，饮食如故，时时下利，寸脉浮，关脉小细沉紧，名曰脏结。舌上白胎滑①者，难治。

什么叫脏结症？答：和结胸症的症状相似，但饮食如常，时时下利，寸部脉浮，关部脉小细沉紧，叫作脏结症。舌上苔白而滑的，不容易治疗。

【注释】

①舌上白胎滑：舌上苔白而滑。

脏结无阳证①，不往来寒热，一云寒而不热，其人反静，舌上苔滑者，不可攻也。

脏结未表现出阳热症症候，不发往来寒热，患者不烦躁而安静，舌苔滑，治疗不能用泻下法。

【注释】

①阳证：发热、口渴等热象。

病发于阳，而反下之，热入因作结胸，病发于阴，而反下之，因作痞①也。所以成结胸者，以下之太早故也。结胸者，项亦强，如柔痉②状，下之则和，宜大陷胸丸方。

太阳病，邪气盛实，误用下法，邪热内陷，就会成为结胸。病发于里，正气不足，误用下法，就会成为痞证。之所以成为结胸，是因为攻下太早的缘故。结胸症，项部也会强直，如同柔痉一样，以攻下治疗，强直就可转为柔和，可用大陷胸丸。

【注释】

①痞：症候名，主要症状是胃脘部痞塞不舒，按之不痛。

②柔痉："痉"当作"痉"，是项背强直，角弓反张的症候名称，有汗的叫柔痉。

大陷胸丸方

大陷胸丸法最超，半升葶苈杏硝调，
项强如痉君须记，大黄甘遂下之消。

药物组成：大黄25克，葶苈子17克（熬），芒硝17克，杏仁17克（去皮、尖，熬黑）。

功能主治：泻热开结，化饮通便。主结胸证，颈项强直，胸脘痞满，自汗出，大便不通，脉沉实者。

用法用量：上四味，捣筛二味，纳杏仁、芒硝，合研如脂，和散，取如弹丸1枚；别捣甘遂末1克，白蜜20毫升，用水200毫升，煮取100毫升，温顿服之。一宿乃下。如不下，再服，取下为效。

方义方解：大黄性苦寒以泄热，芒硝性咸寒以软坚，杏仁性苦甘以降气，葶苈、甘遂取其行水而直达，白蜜取其润滑而甘缓。

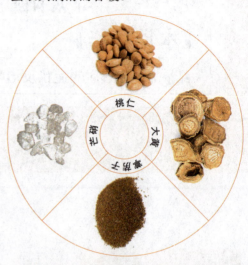

药材档案

葶苈子

别名：丁历、大适、大室、辣辣菜、北葶苈子、甜葶苈子。

药材特征：

北葶苈子：呈扁卵形，长1～1.5毫米，宽0.5～1毫米。表面棕色或红棕色，微有光泽，具纵沟2条，其中1条较明显。一端钝圆，另端尖而微凹，类白色，种脐位于凹入端。气微，味微辛辣，黏性较强。

南葶苈子：呈长圆形略扁，长约1毫米，宽约0.5毫米。一端钝圆，另端微凹或较平截。味微辛、苦，略带黏性。

性味归经：辛、苦，大寒。归肺、膀胱经。

功效主治：泻肺平喘，利水消肿。

用于痰涎壅肺，喘咳痰多，胸胁胀满，不得平卧，胸腹水肿，小便不利。

用量用法：3～10克，煎服，包煎。

结胸症，其脉浮大者，不可下，下之则死。

结胸症，脉象浮大的，治疗不能用攻下法，若攻下，就会导致患者死亡。

结胸症悉具，烦躁者亦死。

结胸症的临床症候都已具备，而烦躁不宁的，也属于死候。

太阳病，脉浮而动数，浮则为风，数则为热，动则为痛，数则为虚。头痛发热，微盗汗出，而反恶寒者，表未解也。医反下之，动数变迟，膈内拒痛，一云头痛即眩，胃中空虚，客气①动膈，短气躁烦，心中懊侬，阳气②内陷，心下因硬，则为结胸，大陷胸汤主之。若不结胸，但头汗出，余处无汗，剂颈而还③，小便不利，身必发黄。

太阳病，脉象浮而动数，脉浮主风邪在表，数主有热，动脉主痛，数又主虚。症见头痛发热，轻微盗汗，反而怕冷，这是太阳表证未除。医生本应从表论治，却反而用攻下的方法治疗，由于胃中空虚而无实邪，误下后邪气内陷，邪热与水饮相结于胸膈，所以出现脉动数变迟，胸胁心下疼痛拒按，短气，烦躁不安，这样结胸症就形成了。主治用大陷胸汤。如果不形成结胸，只见头部汗出，到颈部为止，

其他部位不出汗，小便不通畅，身体发黄的，则是湿热郁蒸发黄症。

【注释】

①客气：邪气，因从外来，故叫客气。

②阳气：表邪而言，不是指正气。

③剂颈而还："剂"同"齐"，谓汗出到颈部而止。

大陷胸汤方

大陷胸汤用硝黄，甘遂为末共成方，擅医热实结胸证，泻热逐水效专长。

药物组成：大黄10克（去皮），芒硝10克，甘遂1克。

功能主治：泻热逐水，破结通便。主结胸证。不大便五六日，舌上燥而渴，日晡小有潮热，从心下至少腹硬满而痛不可近，或短气烦躁，脉沉而紧，按之有力者。现用于急性腹膜炎，急性肠梗阻等见有上述症状者。

用法用量：上三味，用水600毫升，先煮大黄，取200毫升，去滓，纳芒硝，煮一两沸；纳甘遂末，温服100毫升。得快利，止后服。

注意：素体虚弱，或病后不任攻伐者禁用。

方义方解：本方因表邪未解而误下，或因误下而邪气内陷，热邪与水饮搏结于胸膈所致。治疗以泻热逐水为主。水热内结，气不得通，轻则但见心下硬满而痛，甚则从心下至少腹

硬满而痛不可近；腑气不通，故大便秘结；邪热与水饮互结，津液不能上承，故舌燥口渴；此时燥热已累及阳明，因水热互结，故日晡小有潮热；方中甘遂苦寒峻下，攻逐水饮，大黄泻热通便；芒硝软坚泄热。三药合用，力专效宏，诚为泄热逐水，开结通便的峻剂。

运用：本方用于水热互结之结胸证，临床应用以心下疼痛，拒按，大便秘结，舌上燥而渴，苔黄，脉沉而有力为辨证要点。

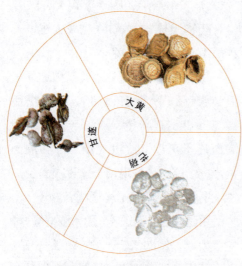

伤寒六七日，结胸热实①，脉沉而紧，心下痛，按之石硬者，大陷胸汤主之。

外感病六七天过后，形成热实结胸症，脉象沉而紧，胸脘部疼痛，触按像石头一样坚硬的，主治用大陷胸汤。

【注释】

①结胸热实：结胸症的性质属热属实，与寒实结胸症不同。

伤寒十余日，热结在里，复往来寒热者，与大柴胡汤；但结胸，无大热①者，此为水结在胸胁也，但头微汗出者，大陷胸汤主之。

患伤寒十多日，热邪结于里，而又往来寒热的，可用大柴胡汤。假如只有结胸症状，外表无大热的，这是因为水结于胸胁，仅头部微微汗出，可用大陷胸汤主治。

【注释】

①无大热：外表无大热。

太阳病，重发汗而复下之，不大便五六日，舌上燥而渴，日晡所小有潮热，一云日晡所发心胸大烦，从心下至少腹硬满而痛，不可近者，大陷胸汤主之。

太阳表证，反复发汗而又行攻下，出现五六天不解大便，舌上干燥，口渴，午后微有潮热，从剑突下一直到少腹部坚硬胀满疼痛，不能用手触摸的，主治用大陷胸汤。

小结胸病，正在心下，按之则痛，脉浮滑者，小陷胸汤主之。

小结胸的病位，正当心下胃脘部，以手按之则疼痛，脉象浮滑的，用小陷胸汤主治。

小陷胸汤方

小陷胸汤连夏蒌，宽胸散结涤痰优，
痰热内结痞满痛，苔黄脉滑此方求。

药物组成： 黄连6克，半夏（洗）12克，瓜蒌实（大者）30克。

功能主治： 清热化痰，宽胸散结。治小结胸病。痰热互结，胸脘痞闷，按之则痛，或咳痰黄稠，舌苔黄腻，脉滑数者。

用法用量： 上药三味，以水1.2升，先煮瓜蒌取600毫升，去滓，再入诸药，煮取500毫升，去滓，分三次温服。

加减化裁： 方中加入破气除痞之枳实，可提高疗效。若心胸闷痛者，加柴胡、桔梗、郁金、赤芍等以行气活血止痛；咳痰黄稠难咯者，可减半夏用量，加胆南星、杏仁、贝母等以清润化痰。

方义方解： 本方原治伤寒表证误下，邪热内陷，与痰浊结于心下的小结胸病。痰热互结心下或胸膈，气郁不通，故胃脘或心胸痞闷，按之则痛。治宜清热涤痰，宽胸散结。方中黄连清热泻火，半夏化痰开结，二药合用，辛开苦降，善治痰热内阻。更以瓜蒌实荡热涤痰，宽胸散结。三药共奏清热化痰，宽胸散结之功。

运用： 本方为治疗痰热结胸的常用方。临床应用以胸脘痞闷，按之则痛，舌红苔黄腻，脉滑数为辨证要点。

药材档案

黄连

别名： 黄连、川连、尾连、姜连、萸连、川黄连、萸黄连。

来源： 本品为毛茛科多年生草本植物黄连三角叶黄连的根茎。

药材特征：

味连：多集聚成簇，常弯曲，形如鸡爪，单枝根茎长3～6厘米，直径0.3～0.8厘米。表面灰黄色或黄褐色，粗糙，有不规则结节状隆起、须根及须根残基，有的节间表面平滑如茎秆，习称"过桥"。上部多残留褐色鳞叶，顶端常留有残余的茎或叶柄，质硬，断面不整齐，皮部橙红色或暗棕色，木部鲜黄色或橙黄色，呈放射状排列，髓部有的中空。气微，味极苦。

雅连：多为单枝，略呈圆柱形，微弯曲，长4～8厘米，直径0.5～1厘米。"过桥"较长。顶端有少许残茎。

云连：弯曲呈钩状，多为单枝，较细小。

性味归经： 苦，寒。归心、脾、胃、肝、胆、大肠经。

功用主治： 清热燥湿，泻火解毒。用于湿热痞满，呕吐吞酸，泻痢，黄疸，

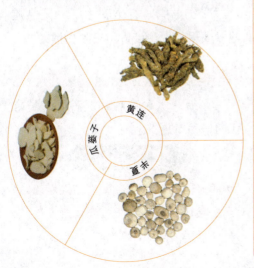

高热神昏，心火亢盛，心烦不寐，心悸不宁，血热吐衄，目赤，牙痛，消渴，痈肿疔疮；外治湿疹，湿疮，耳道流脓。酒黄连善清上焦火热。用于目赤，口疮。姜黄连清胃和胃止呕。用于寒热互结，湿热中阻，痞满呕吐。萸黄连舒肝和胃止呕。用于肝胃不和，呕吐吞酸。

用量用法用量： 内服：3～10克，煎服；入丸、散 1～1.5克。外用：适量。炒用制其寒性，姜汁炒清胃止呕，酒炒清上焦火，吴茱萸炒清肝胆火。

太阳病，二三日，不能卧，但欲起，心下必结，脉微弱者，此本有寒分①也。反下之，若利止，必作结胸；未止者，四日复下之，此作协热利②也。

得了太阳病两三天后，不能平卧，只想坐起，胃脘部痞结胀硬，脉象微弱的，这是素有寒饮结聚在里的缘故，治疗却反而用攻下法，因而形成腹泻。若腹泻停止的，就会形成结胸；若腹泻不停止，到第四天又再攻下，就会引起协热利。

【注释】

①寒分：寒饮，以饮邪性寒，故曰寒分。

②协热利：挟表热而下利。

太阳病，下之，其脉促，不结胸者，此为欲解也。脉浮者，必结胸。脉紧者，必咽痛。脉弦者，必两胁拘急。脉细数者，头痛未止。脉沉紧者，必欲呕。脉沉滑者，协热利。脉浮滑者，必下血。

太阳表证，误用了攻下方法，患者的脉象急促，但未见结胸症状，这是邪未内陷而欲外解的征象。脉象浮的，可能发作结胸。脉象紧的，可能发生咽痛。脉象弦的，大多伴有两胁拘急。脉细数的，头痛还未停止。脉沉紧的，必有气逆欲呕。脉沉滑的，会出现协热下利。脉浮滑的，必发生便血。

病在阳，应以汗解之，反以冷水潠①之，若灌之，其热被劫不得去，弥更益烦，肉上粟起，意欲饮水，反不渴者，服文蛤散。若不差者，与五苓散。寒实结胸，无热证者，与三物小陷胸汤，白散亦可服。一云与三物小白散。

病在表，应用发汗法解表去邪，却反而用冷水喷洒浇洗来退热的，热邪被水饮郁遏不能解除，使热更甚，怕冷，皮肤上起鸡皮疙瘩，想喝水，但又不是很口渴的，可用文蛤散治疗。若服药后仍不愈的，可以用五苓散治疗。寒实结胸，有结胸主症，无热症症候表现的，治疗可用三物白散。

【注释】

①潠：含水喷洒称"潠"，是古代的一种退热方法。

文蛤散方

水潠原逾汗法门，肉上粟起更增烦，
意中思水还无渴，文蛤磨调药不繁。

药物组成： 文蛤150克。

功能主治：伤寒病在阳，应以汗解之，反以冷水潠之，若灌之，其热被劫不得去，弥更益烦，肉上粟起，意欲饮水反不渴者；渴欲饮水不止者。

用法用量：每次1方寸匕，以沸汤5合和服。

名家论述：《金鉴》：渴欲饮水，水入则吐，小便不利者，五苓散证也；渴欲饮水，水入则消，口干舌燥者，白虎人参汤证也。渴欲饮水而不吐水，非水邪盛也；不口干舌燥，非热邪盛也。惟引饮不止，故以文蛤一味，不寒不温，不清不利，专意于生津止渴也。或云：文蛤即今吴人所食花蛤，性寒味咸，利水胜热，然屡试而不效。尝考五倍子亦名文蛤，按法治之名百药煎，大能生津止渴，故尝用之，屡试屡验也。

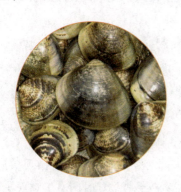

文蛤

文蛤：扇形或类圆形，背缘略呈三角形，腹缘呈圆弧形，长3～10厘米，高2～8厘米。壳顶突出，位于背面，稍靠前方。壳外面光滑，黄褐色，同心生长纹清晰，通常在背部有锯齿状或波纹状褐色花纹。壳内面白色，边缘无齿纹，前后壳缘有时略带紫色，铰合部较宽，右壳有主齿3个及前侧齿2个；左壳有主齿3个及前侧齿1个。质坚硬，断面有层纹。无臭，味淡。

青蛤：类圆形，壳顶突出，位于背侧近中部。壳外面淡黄色或棕红色，同心生长纹

凸出壳面略呈环肋状。壳内面白色或淡红色，边缘常带紫色并有整齐的小齿纹，铰合部

左右两壳均具主齿3个，无侧齿。

均以内光滑，外有轮纹，边口青紫色，洁净者为佳。

性味归经：咸，寒。归肺、胃经。

功效主治：清肺化痰，软坚散结。

用量用法：10～15克，煎服。蛤粉宜包煎。

白散方

巴豆熬来研似脂，只须一分守成规，
定加桔贝均三分，寒实结胸细辨医。

别名：三物白散（《类证活人书》卷十五）、桔梗白散（《外台秘要》卷十）。

药物组成：桔梗22.5克，巴豆7.5克（去皮、心，熬黑，研如脂），贝

药材档案

海蛤壳

别名：蛤壳、海蛤、青蛤壳、煅海蛤壳。

药材特征：

母22.5克。

功能主治：温下寒实，涤痰破结。主要用于治疗肺部相关疾病。

用法用量：上三味为散，纳巴豆更于臼中杵之，以白饮和服。强人每服1.5克，羸者减之。病在膈上必吐，在膈下必利。若不利，进热粥200毫升；利过不止，进冷粥200毫升。

方义方解：方以巴豆之辛热，温通寒实，攻逐痰水；贝母涤痰散结，桔梗开泄肺闭。全方药性峻猛，巴豆辛热有毒，攻泻甚烈，且能催吐，故病势偏上者，邪实因吐而减；病势偏下者，邪结因利而解。

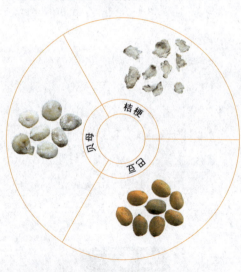

药材档案

巴豆

别名：巴菽、巴米、巴果、贡仔、刚子、江子、八百力、毒点子。

药材特征：本品呈卵圆形，一般具三棱，长1.8～2.2厘米，直径1.4～2厘米。表面灰黄色或稍深，粗糙，有纵线6条，顶端平截，基部有果梗痕。破开果壳，可见3室，每室含种子1粒。种子呈略扁的椭圆形，长1.2～1.5厘米，直径0.7～0.9厘米，表面棕色或灰棕色，一端有小点状的种脐及种阜的疤痕，另端有微凹的合点，其间有隆起的种脊；外种皮薄而脆，内种皮呈白色薄膜；种仁黄白色，油质。气微，味辛辣。

性味归经：辛，热；有大毒。归胃、大肠经。

功效主治：外用蚀疮。用于恶疮疥癣，疣痣。

用量用法：外用：适量，研末涂患处，或捣烂以纱布包擦患处。

> 太阳与少阳并病，头项强痛，或眩冒，时如结胸，心下痞硬者，当刺大椎第一间①、肺俞②、肝俞③，慎不可发汗。发汗则谵语，脉弦，五日谵语不止，当刺期门④。

太阳与少阳两经皆病，出现头痛项强，或者眩晕昏冒，时而心下痞塞硬结、如结胸状的，应当针刺大椎、肺俞、肝俞，千万不能发汗。误用发汗就会出现谵语、脉弦，若经过五天，谵语仍然不止者，应当针刺期门，以泄其邪。

【注释】

①大椎第一间：在第七颈椎和第

一胸椎棘突之间，主治外感风寒疟疾，头项强痛，背膊拘急等症。

②肺俞：当第三、第四胸椎横突起间，在脊椎外方一寸五分，主治外感上气，喘满咳嗽等症。

③肝俞：当第九、第十胸椎横突起间，在脊椎外方一寸五分，主治气痛、呕酸、胸满、肋痛、黄疸等症。

④期门：乳直下二肋间，主治热入血室，伤寒过经不解，胸胁疼痛、呕吐等症。

妇人中风，发热恶寒，经水适来，得之七八日，热除而脉迟身凉，胸胁下满，如结胸状，谵语者，此为热入血室①也，当刺期门，随其实而泄之。

妇人患太阳中风症，发热恶寒，正值月经到来，七八日后，热退脉迟身凉，胸胁下胀满，好像结胸症状、语言错乱的，这是热邪进入血室所致，当刺期门穴，以祛其实邪。

【注释】

①血室：各家见解不一，有的认为是冲脉，有的认为是肝脏，有的认为是子宫，此病多见于月经期，自然与子宫有关，但其病理机转与肝脏、冲脉都有关系，不应偏执。

妇人中风，七八日，续得寒热，发作有时，经水适断者，此为热入血室，其血必结，故使如疟状，发作有时，小柴胡汤主之。

外感风邪的妇人，七八天过后，出现了发热怕冷定时发作的症状，月经恰在这时中止，这是热入血室。因为邪热内入血室与血相结，故发热怕冷定时发作，似疟疾，主治用小柴胡汤。

妇人伤寒发热，经水适来，昼日明了，暮则谵语，如见鬼状者，此为热入血室。无犯胃气，及上二焦，必自愈。妇人患伤寒症，发热，正值月经到来，白天神志清楚，晚间谵语妄见，这是热入血室，不可用损伤胃气及上二焦的方药，可自动痊愈。

伤寒六七日，发热微恶寒，支节烦疼①，微呕，心下支结②，外证未去者，柴胡桂枝汤主之。

外感病六七天，发热，微微怕冷，四肢关节疼痛，微微作呕，胸脘部满闷如物支撑结聚，表证还未解除的，主治用柴胡桂枝汤。

【注释】

①支节烦疼：支节指四肢关节，烦疼说明疼痛之甚。

②心下支结：心下感觉支撑闷结。

柴胡桂枝干姜汤方

柴胡桂姜痛胁背，大便不实尿欠利，
阳邪向阴气化衰，柴芩姜桂草粉蛎。

药物组成：柴胡24克，桂枝9克，干姜9克，瓜蒌根12克，黄芩9克，牡蛎6克（熬），甘草6克（炙）。

功能主治：和解散寒，生津敛阴。伤寒少阳证，往来寒热，寒重热轻，神经官能症,胸胁满微结,小便不利,渴而不呕,但头汗出,心烦;牡疟寒多热少,或但寒不热。

用法用量:以水1.2升,煮取600毫升,去滓,再煎取300毫升,温服150毫升,日二服。初服微烦,复服汗出便愈。

加减化裁:便溏重者,重用干姜,而减轻黄芩用量;口苦重者,加重黄芩用量,而减少干姜用量。

方义方解:以柴胡、黄芩清利肝胆,以干姜、炙甘草温补脾阳,而桂枝则有交通寒热阴阳的作用。

药材档案

瓜蒌

别名:栝蒌、栝楼、全瓜蒌、糖瓜蒌、栝楼仁、瓜蒌仁、蒌仁霜、瓜蒌皮。

性味归经:甘、微苦,寒。归肺、胃、大肠经。

功效主治:瓜蒌,清肺化痰,利气宽胸;瓜蒌仁,润肺化痰,滑肠通便;全瓜蒌,清热化痰,宽胸散结,润肠通便。本品甘苦寒而质润,以清热养阴润燥为功。能上清肺胃之热而涤痰,以宽胸散结,下润大肠之燥而通秘结,故有此功,为润肺滑肠之要药。

用量用法:全瓜蒌10~20克;瓜蒌皮6~12克;瓜蒌仁10~15克。

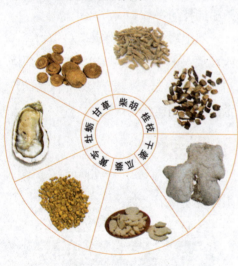

伤寒五六日,头汗出,微恶寒,手足冷,心下满,口不欲食,大便硬,脉细者,此为阳微结①,必有表,复有里也。脉沉,亦在里也。汗出为阳微,假令纯阴结,不得复有外证,悉入在里,此为半在里半在外也。脉虽沉紧,不得为少阴病,所以然者,阴不得有汗,今头汗出,故知非少阴也,可与小柴胡汤。设不了了者,得屎而解。

外感病五六天后,头部出汗,微感畏寒,手足冷,脘腹部胀满,不想进食,大便坚硬,脉象沉紧而细,属阳微结症,必然既有表证又有里证。脉沉,主病在里,汗出是阳微结的表现。若是纯阴结症,病邪应完全入里,不应该再有表证,而此症是半在里半在表,表证仍然未解。脉虽然沉紧,却不是少阴病,因为阴症不应该有汗出,现头部汗出,故可知不是少阴病。治疗可以用小柴胡汤。若服小柴胡汤后仍然不爽快的,可微通其大便,大便一通，即可痊愈。

【注释】

①阳微结：因热结于里而便秘，叫作阳结。热结的程度轻，叫作阳微结。

> 伤寒五六日，呕而发热者，柴胡汤证具，而以他药下之，柴胡证仍在者，复与柴胡汤。此虽已下之，不为逆，必蒸蒸而振，却发热汗出而解。若心下满而硬痛者，此为结胸也，大陷胸汤主之。但满而不痛者，此为痞，柴胡不中与之，宜半夏泻心汤。

伤寒五六日，呕逆而且发热，小柴胡汤症的主症已经具备，而用了攻下方药，但只要柴胡症仍在，就仍可用柴胡汤治疗。这虽然已经误下，也不是逆候，服小柴胡汤之后，定会发生蒸蒸振战，然后发热汗出而病解。假如下后发生心下满而硬痛的，这是结胸症，可用大陷胸汤主治。如果心下只是闷满而不疼痛的，这是痞证，柴胡汤是不适用的，宜用半夏泻心汤。

半夏泻心汤方

半夏泻心黄连芩，干姜草枣人参行，
辛开苦降消痞满，治在调阳又和阴。

药物组成：半夏（洗）12克，黄芩、干姜、人参、甘草（炙）各9克，黄连3克，大枣（擘）12枚。

功能主治：和胃降逆，散结消痞。主寒热中阻，胃气不和，心下痞满不痛，或干呕，或呕吐，肠鸣下利，舌苔薄黄而腻，脉弦数者。

用法用量：上七味，以水1升，煮取600毫升，去滓，再煎取300毫升，分二次温服。

加减化裁：湿热蕴结中焦，呕甚而痞，中气不虚，或舌苔厚腻者，可去人参、甘草、大枣、干姜，加枳实、生姜以下气消痞止呕。

方义方解：此方所治之痞，是小柴胡汤误下，损伤中阳，少阳邪热乘虚内陷所致。治疗以寒热平调，消痞散结为主。心下即是胃脘，属脾胃病变。脾胃居中焦，为阴阳升降之枢纽，中气虚弱，寒热错杂，故为痞证。脾气主升，肝气主降，升降失常，故见呕吐，肠鸣下利。方中半夏和胃降逆，消痞散结为君；干姜温中散寒，黄芩、黄连清泄里热为臣；人参、炙甘草、大枣益气健脾，和中补虚为佐。凡因寒热互结于心下，胃气不和，见证如上所述者，均可用之。

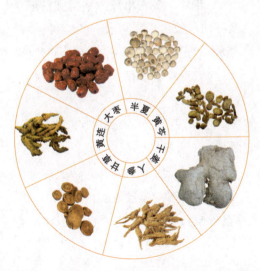

运用：本方用于寒热错杂之痞证。临床应用以心下痞，但满而不痛，或呕吐，肠鸣下利，舌苔腻而微黄为辨证要点。

药材档案

黄连

别名：味连、支连、王连、云连、雅连、川连。

药材特征：

味连：多集聚成簇，常弯曲，形如鸡爪，单枝根茎长3～6厘米，直径0.3～0.8厘米。表面灰黄色或黄褐色，粗糙，有不规则结节状隆起、须根及须根残基，有的节间表面平滑如茎秆，习称"过桥"。上部多残留褐色鳞叶，顶端常留有残余的茎或叶柄，质硬，断面不整齐，皮部橙红色或暗棕色，木部鲜黄色或橙黄色，呈放射状排列，髓部有的中空。气微，味极苦。

雅连：多为单枝，略呈圆柱形，微弯曲，长4～8厘米，直径0.5～1厘米。"过桥"较长。顶端有少许残茎。

云连：弯曲呈钩状，多为单枝，较细小。

性味归经：苦，寒。归心、脾、胃、肝、胆、大肠经。

功效主治：清热燥湿，泻火解毒。用于湿热痞满，呕吐吞酸，泻痢，黄疸，高热神昏，心火亢盛，心烦不寐，心悸不宁，血热吐衄，目赤，牙痛，消渴，痈肿疔疮；外治湿疹，湿疮，耳道流脓。酒黄连善清上焦火热。用于目赤，口疮。姜黄连清胃和胃止呕。用于寒热互结，湿热中阻，痞满呕吐。萸黄连舒肝和胃止呕。用于肝胃不和，呕吐吞酸。

用量用法：2～5克，煎服。外用：适量。

太阳少阳并病，而反下之，成结胸，心下硬，下利不止，水浆不下，其人心烦。

太阳与少阳并病，反而用攻下法治疗，使结胸形成，出现心下硬结，腹泻不止，汤水不能下咽，烦躁不安。

脉浮而紧，而复下之，紧反入里，则作痞。按之自濡①，但气痞耳。

脉象浮而且紧，主太阳表证，误用了下法以后，浮紧变为沉紧，遂成痞证。按之柔软，因为仅是气分的痞结。

【注释】

①濡：与"软"同，柔软的意思。

太阳中风，下利呕逆，表解者乃可攻之。其人絷絷汗出，发作有时，头痛，心下痞硬满，引胁下痛，干呕短气，汗出不恶寒者，此表解里未和也，十枣汤主之。

太阳中风，表证未解，又见下利，呕逆等水饮症，症属表里同病，治疗当先解表，解表证后，才能攻逐在里的水饮。若见微微出汗，定时而发，头痛，胸腔部痞结胀硬，牵引胸胁疼痛，干呕、短气、汗出不怕冷的，这是表证已解，而水饮停聚胸胁，主治用十枣汤。

十枣汤方

十枣逐水效堪夸，大戟甘遂与芫花，
悬饮内停胸胁痛，水肿腹胀用无差。

药物组成：芫花（熬）、甘遂、大戟各等分。

制法：上药各别捣为散。

功能主治：攻逐水饮。治悬饮或支饮，停于胸胁，咳唾胸胁引痛，心下痞梗，干呕短气，头痛目眩，或胸背掣痛不得息；水肿腹胀，二便不利，属于实证者。现用于肝硬化腹水，渗出性胸膜炎等见有上述症状者。

用法用量：强人每服1克，羸人0.5克。用水300毫升，先煮肥大枣10枚，取240毫升，去滓，加入药末，平旦温服；若下少病不除者，明日更服，加0.5克，得快下利后，可进米粥，护养胃气。

注意：体虚及孕妇忌用。

方义方解：本证多由水饮壅盛于里，停于胸胁，或水饮泛溢肢体所致。治疗以攻逐水饮为主。水停胸胁，气机阻滞，故胸胁作痛；水饮上迫于肺，肺气不利，故咳唾引胸胁疼痛，甚或胸背掣痛不得息。饮为阴邪，随气流动，停留心下，气结于中，故心下痞硬胀满、干呕短气；饮邪上扰清阳，故头痛目眩；饮邪结聚，胸胁疼痛，故脉沉弦。水饮泛溢肢体，内聚脘腹，三焦水道受阻，故一身悉肿、腹胀喘满、二便不利。方中甘遂善行经隧水湿，大戟善泄脏腑水湿，芫花善消胸胁伏饮，三药合用，逐水之力甚强。然三药皆有毒性，故又用大枣益气护胃，缓和诸药之毒，减少药后反应。

运用：本方用于悬饮或水肿证。临床应用以咳唾胸胁引痛，心下痞硬或水肿腹胀，二便不利，脉沉弦为辨证要点。

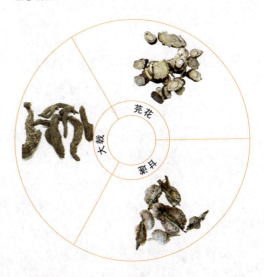

药材档案

芫花

别名：儿草、赤芫、败花、毒鱼、杜芫、头痛花、闹鱼花、棉花条。

药材特征：本品常3～7朵簇生于短花轴上，基部有苞片1～2片，多脱落为单朵。单朵呈棒槌状，多弯曲，长1～1.7厘米，直径约1.5毫米；花被筒表面淡紫色或灰绿色。密被短柔毛，先端4裂，裂片淡紫色或黄棕色。质软。气微，味甘、微辛。

性味归经： 苦、辛，温；有毒。归肺、脾、肾经。

功效主治： 泻水逐饮；外用杀虫疗疮。用于水肿胀满，胸腹积水，痰饮积聚，气逆喘咳，二便不利；外治疥癣秃疮，痈肿，冻疮。

用量用法： 1.5～3克，醋芫花研末吞服，一次0.6～0.9克，每日1次。外用：适量。

太阳病，医发汗，遂发热恶寒。因复下之，心下痞。表里俱虚，阴阳气并竭①，无阳则阴独②。复加烧针，因胸烦。面色青黄，肤𥆧者，难治；今色微黄，手足温者，易愈。

太阳病，医生使用发汗法治疗，汗出后仍然发热畏寒，于是又用攻下法治疗，误汗伤表，误下伤里，致表里正气均虚，阴阳之气同时虚竭，表证已无，而里证独存，故见心下痞满。医者治疗再用烧针法，使脏气大伤，出现心胸烦躁不安，面色青黄、筋肉跳动的，为难治之证候；若面色微黄、手足温暖的，表明胃气尚存，较易治愈。

【注释】

①阴阳气并竭：表里之气均受损。

②无阳则阴独：表证已无，而里证独具。

心下痞，按之濡，其脉关上浮者，大黄黄连泻心汤主之。

患者感到心下痞塞，但按之柔软，其脉象关部浮的，用大黄黄连泻心汤主治。

大黄黄连泻心汤方

大黄黄连泻心汤，黄芩黄连和大黄，
清热泄痞沸汤渍，擅治烦躁吐衄殃。

药物组成： 大黄6克，黄连3克。

功能主治： 主心下痞，按之濡，其脉关上浮者。

用法用量： 上二味。用麻沸汤①200毫升渍之，须臾绞去滓，分二次温服。

方义方解：《古方选注》：痞有不因下而成者，君火亢盛，不得下交于阴而为痞，按之虚者，非有形之痞，独用苦寒，便可泄却。如大黄泻营分之热，黄连泄气分之热，且大黄有攻坚破结之能，其泄痞之功即寓于泻热之内，故以大黄名其汤。以麻沸汤渍其须臾，去滓，取其气，不取其味，治虚痞不伤正气也。

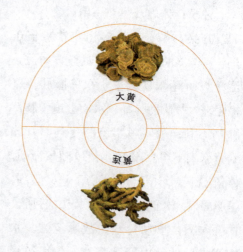

【注释】

①麻沸汤：沸水。汪苓友曰："麻沸汤者，熟汤也，汤将熟时，其面沸泡如麻，以故云麻。"

> 心下痞，而复恶寒汗出者，附子泻心汤主之。

胃脘部痞满，而又畏寒汗出的，主治用附子泻心汤。

附子泻心汤方

附子泻心芩连黄，恶寒汗出痞为殃，
专煎轻渍须记住，泻热之中又扶阳。

药物组成：大黄12克，黄连6克，黄芩6克，附子（炮，别煮取汁）10克。

制法：上四味，切三味。

功能主治：温经回阳，泄热消痞。治阳虚于外，热结于胃。心下痞满，而复恶寒、汗出者。

用法用量：以麻沸汤400毫升渍之，须臾，绞去滓，纳附子汁，分温再服。

方义方解：方中附子温经扶阳，以治肌表之恶寒；大黄、黄连、黄芩之苦寒，以麻沸汤浸渍，取其味薄气轻，清泻上部之邪热，以治胸部之痞结。

方义方解：①《古方选注》：用三黄彻三焦而泻热，即用附子彻上下以温经。三黄用麻沸汤渍，附子别煮汁，是取三黄之气轻，附子之力重，其义仍在乎救亡阳也。②《伤寒贯珠集》：按此证，邪热有余而正阳不足，设治邪而遗正，则恶寒益甚，若补阳而遗热，则痞满愈增。此方寒热补泻并投互治，

诚不得已之苦心，然使无法以制之，鲜不混而无功矣。方以麻沸汤渍寒药，别煮附子取汁，合和与服，则寒热异其气，生熟异其性，药虽同行，而功则各奏，乃先圣之妙用也。

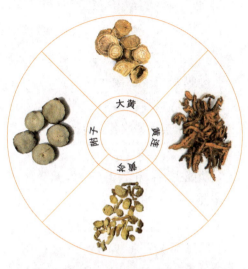

> 本以下之，故心下痞，与泻心汤，痞不解，其人渴而口燥烦，小便不利者，五苓散主之。一方云：忍之一日乃愈。

本来因为误下，形成胃脘部痞满，用泻心汤治疗，痞满却不能消除，且见口干燥、心烦、小便不通畅，这是水饮内蓄所致，主治用五苓散。

> 伤寒，汗出解之后，胃中不和，心下痞硬，干噫食臭①，胁下有水汽，腹中雷鸣②下利者，生姜泻心汤主之。

外感病，汗出表解之后，因胃中不和，而致胃脘部痞硬，嗳气有食臭味，胁下有水汽，肠中鸣响如雷而下利的，用生姜泻心汤主治。

【注释】

①干噫食臭:"噫"同"嗳"。嗳气带有食臭味。

②腹中雷鸣:形容肠间响声如雷。

生姜泻心汤方

生姜泻心是良方,胃中不和痞为殃,噫气下利芩连草,参枣半夏与二姜。

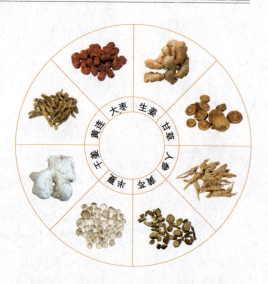

药物组成:生姜(切)12克,甘草(炙)、人参、黄芩、半夏(洗)各9克,干姜、黄连各3克,大枣(擘)12枚。

功能主治:和胃消痞,散结除水。治水热互结,胃中不和,心下痞硬。干噫食臭,腹中雷鸣,下利。

用法用量:上八味,以水2升,煮取1.2升,去滓,再煎取600毫升。每次温服200毫升,一日三次。

方义方解:①《伤寒大白》:泻心汤五方,三方皆用干姜、半夏、黄连、黄芩,两热两寒,豁痰清热。此方因汗出表解,胃阳虚,不能敷布水饮,腹中雷鸣而下利,故用生姜佐干姜和胃阳,此以痰热方中化出逐寒饮之法。②《伤寒论本义》:雷鸣下利,亦是中气运行不健之故,鸣则为虚,利则为实;痞硬少气为虚,干噫食臭为热。虚热二字,合成此证。此生姜泻心以苦治热,以甘补虚,以辛散痞,为对证之剂也。

伤寒中风,医反下之,其人下利日数十行,谷不化①,腹中雷鸣,心下痞硬而满,干呕心烦不得安。医见心下痞,谓病不尽,复下之,其痞益甚。此非结热,但以胃中虚,客气上逆②,故使硬也,甘草泻心汤主之。

太阳伤寒或中风症,医生本应发汗解表,反而用攻下法,损伤脾胃,导致患者一日腹泻数十次,泻下不消化食物,肠鸣厉害,胃脘部痞满硬结,干呕,心中烦躁不安,医生见胃部痞硬,认为是邪热内结,病邪未尽,又行攻下,致痞胀更甚。这种情况并非邪热内结,而是中气虚弱,浊气上逆,气结心下,故胃脘部痞硬,主治用甘草泻心汤。

【注释】

①谷不化:食物不消化。

②客气上逆:不是人体正气,是胃虚而滞的病气上逆。

甘草泻心汤方

甘草泻心用芩连，干姜半夏参枣全，
心下痞硬下利甚，更治狐惑心热烦。

别名： 伊尹甘草泻心汤（《证治准绳·类方》卷二）。

药物组成： 甘草（炙）12克，黄芩、干姜、半夏（洗）各9克，大枣（擘）12枚，黄连3克。

功能主治： 益气和胃，消痞止呕。治伤寒中风，医反下之，以致胃气虚弱，其人下利日数十行，完谷不化，腹中雷鸣，心下痞硬而满，干呕，心烦不得安。

用法用量： 上六味，以水2升，煮取1.2升，去滓，再煎取600毫升。温服200毫升，一日三次。

方义方解： 方中甘草以补中益脾胃，使脾胃之气复职，既生化气血，又主持其功能。黄连、黄芩清热燥湿，使脾胃不为湿热所肆虐。半夏、干姜以宣畅中焦气机，使湿热之邪无内居之机。大枣以补中益气，与甘草相用，以治病扶正祛邪，正气得复，不为邪虐，然则诸症罢，诸药相合，以达苦寒泻邪而不峻，辛温温通而不散正气，甘药补而有序以和中固本。

> 伤寒服汤药，下利不止，心下痞硬。服泻心汤已，复以他药下之，利不止。医以理中与之，利益甚。理中者，理中焦①，此利在下焦②，赤石脂禹余粮汤主之。复不止者，当利其小便。

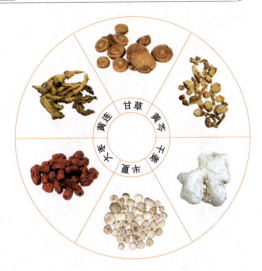

伤寒表证，泻下的汤药服后，导致腹泻不止，胃脘部痞胀硬结。医生用泻心汤治疗，又用其他药攻下，导致腹泻不止。医生又以理中汤治疗，致腹泻更甚。究其原因，是因为理中汤是治疗中焦虚寒腹泻症之剂，而此种下利是因为下焦不固，主治应当用赤石脂禹余粮汤。若用赤石脂禹余粮汤仍然腹泻不止的，则恐怕属水湿内盛之腹泻，应当用分利小便法治疗。

【注释】

① 理中焦：调理中焦脾胃。
② 下焦：病在下部。

赤石脂禹余粮汤方

赤石余粮各一斤，下焦下利此汤欣；
理中不应宜斯法，炉底填来得所闻。

药物组成： 赤石脂30克（碎），禹余粮30克（碎）。

功能主治： 收敛固脱，涩肠止泻。

主久泻、久痢,肠滑不能收摄者。

用法用量:上二味,以水1.2升,煮取400毫升,去滓,分三次温服。

注意:急性肠炎及痢疾初起不宜使用。

加减化裁:若便血夹杂黏液白冻,加阿胶、干姜、黄芩;气虚,加黄芪、党参、白术;虚寒性月经过多和便血,加补骨脂、炒乌梅;肾阳虚见腰膝酸软,形寒肢冷者,加补骨脂、吴茱萸、肉豆蔻。

方义方解:《伤寒来苏集》:"利在下焦,水气为患也。唯土能制水,石者,土之刚也。石脂、禹粮,皆土之精气所结;石脂色赤,入丙,助火以生土;余粮色黄,入戊,实胃而涩肠,虽理下焦,实中宫之剂也,且二味皆甘,甘先入脾,能坚固堤防而平水气之亢,故功胜于甘、术耳。"

运用:本方以久泄伴面色萎黄、舌淡脉虚无力为辨证要点。现代常用于治疗慢性结肠炎、慢性肠炎;还可以用于治疗阴道炎,宫颈炎,功能性子宫出血等病症。

药材档案

赤石脂

药材特征:为单斜晶系的多水高岭。本品为块状集合体,呈不规则块状,大小不一。表面粉红色、红色至紫红色,或有红白相间的花纹,断面有的具蜡样光泽,疏松多孔的具土样光泽。质软,易碎,硬度1～2,比重2.0～2.2,吸水性强,用舌舐之黏舌,具土腥气,不溶于水,能溶于酸类。味淡,嚼之无沙粒感。

性味归经:甘、酸、涩,温。归大肠、胃经。

功效主治:涩肠止泻,收敛止血,生肌敛疮。本品味酸涩,性温和,入大肠、胃两经,功专收敛,故可涩肠止泻、止血;又具甘温之性,故可生肌敛疮。

伤寒,吐下后发汗,虚烦,脉甚微,八九日心下痞硬,胁下痛,气上冲咽喉,眩冒,经脉动惕者,久而成痿①。

太阳伤寒症,误用吐下发汗,导致心烦不安,脉象十分微弱,病情延至八九天,更见胃脘部痞结胀硬,胁下疼痛,气上冲咽喉,眩晕昏冒,全身经脉跳动,时间久了,痿症就会形成。

【注释】

①痿:症候名称,主要症状是两足软弱无力,不能行动。

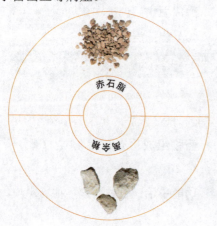

> 伤寒，发汗，若吐，若下，解后，心下痞硬，噫气不除者，旋覆代赭汤主之。

伤寒病，经过发汗，或者涌吐或者攻下等法治疗，外邪已解之后，唯有心下痞硬、噫气不减的，用旋覆代赭汤主治。

旋覆代赭石汤方

旋覆代赭痞在中，噫气不除饮气冲，
参草姜枣半夏予，赭轻姜重方奏功。

别名： 旋覆代赭石汤（《普济方》卷一二七）、代赭旋覆汤（《医方集解》）。

药物组成： 旋覆花9克，人参6克，代赭石12克，甘草9克（炙），半夏（洗）9克，生姜10克，大枣（擘）12枚。

功能主治： 降逆化痰，益气和胃。治胃气虚弱，痰浊内阻，心下痞硬，噫气不除者。

用法用量： 上七味，用水1升，煮取600毫升，去滓，再煎取300毫升，分二次温服。

加减化裁： 原方代赭石用量较轻，恐其苦寒质重伐胃，若气逆较著，胃虚不甚者，可以用到20～30克，以增强其重镇降逆之功；若痰多苔腻者，可加茯苓、陈皮等以化痰和胃；若腹胀较甚者，可加枳实、厚朴等以行气除满；若腹痛喜温者，可加干姜、吴茱萸、丁香等以温中祛寒；若舌红苔黄脉数，有内热之象者，可加黄连、竹茹等以清泄胃热。若胃气不虚者，可去人参、大枣，且加重代赭石用量，增其重镇降逆之功；若痰多者，可加茯苓、陈皮等以化痰和胃。

方义方解： 方中旋覆花苦辛性温，下气化痰，降逆止噫，为君药。代赭石甘寒质重，降逆下气，助旋覆花降逆化痰而止呕噫，为臣药。半夏辛温，燥湿化痰，降逆和胃；生姜辛温，祛痰散结，降逆止呕，两药合用，协助君臣药，增强其降逆止呕之功。胃气虚弱，以人参、大枣、甘草益气补中以疗胃虚，且可防金石之品伤胃，均为佐药。甘草又能调和诸药，兼使药之用。诸药相合，标本兼顾，共奏降逆化痰、益气和胃之功，使胃气复，痰浊消，气逆平，则痞满、噫气、呕呃自除。

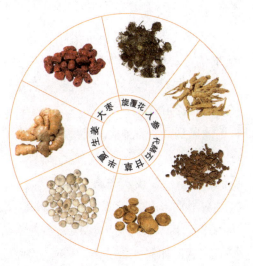

药材档案

旋覆花

别名：金沸草、六月菊、鼓子花、滴滴金、小黄花子、金钱花、驴儿菜。

性味归经：苦、辛、咸，微温。归肺、胃经。

功效主治：消痰行水，降逆止呕。本品辛温，入肺、胃经。能温宣肺气以行水，苦咸则软坚降下以消痰。肺无痰湿，咳逆上气自除；胃无痰湿，胃气降呕噫可止。故有消痰行水、降逆止呕之功。

用量用法：3～10克，包煎。

下后，不可更行桂枝汤，若汗出而喘，无大热者，可与麻黄杏仁甘草石膏汤。

表证攻下后，不能再用桂枝汤。若外邪内入，热邪壅肺，出现汗出、气喘，表热症已除的，可用麻黄杏仁甘草石膏汤治疗。

太阳病，外证未除，而数下①之，遂协热而利，利下不止，心下痞硬，表里不解者，桂枝人参汤主之。

太阳病，在外的表证还未解除，却屡用攻下，于是就出现挟表热而下利的症状；如果下利继续不断，胃脘部痞塞硬满，这是表证与里证并见，用桂枝人参汤主治。

【注释】

①数下："数"读音如"朔"。数下，即屡用攻下的意思。

桂枝人参汤方

人参汤方即理中，加桂后煎力方增，
痞利不解中寒甚，温中解表建奇功。

药物组成：桂枝（别切）12克，甘草（炙）12克，白术、人参、干姜各9克。

功能主治：解表温中。治太阳病，外证未除，而数下之，以致中焦虚寒，下利不止，心下痞硬，表里不解者。

用法用量：以水900毫升，先煮甘草、白术、人参、干姜四味，取500毫升，纳桂枝，更煮取300毫升，去滓，温服100毫升，日二次，夜一次。

方义方解：本方为表里同病，表里俱寒之证而设，治宜温里益气，辛温解表。方中桂枝辛温以解肌发表，后下是保全其辛香之气以助开腠散邪，兼以温经止痛；人参大补元气，助运化、受纳而正脾胃之升降，共为君药。以辛热之干姜为臣，温中焦脾胃，祛里寒疼痛。脾阳不足，脾气不运，水湿易生，故佐以白术，补气健脾，燥湿止利。炙甘草味甘平，《素问·至真要大论》曰："五味入胃，甘先入脾"，脾不足者，以甘补之，补中助脾必以为甘剂，故方中重用甘草，益气健脾，和中调药，为佐使之用。诸药配合，是以温阳益气、顾护中阳为主，

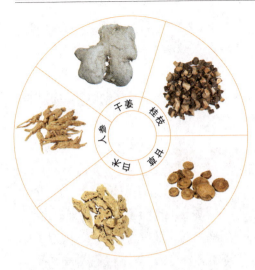

解表为辅，故所治之证应以里证为重。

伤寒，大下后，复发汗，心下痞，恶寒者，表未解也。不可攻痞①，当先解表，表解乃可攻痞。解表宜桂枝汤，攻痞宜大黄黄连泻心汤。

伤寒表证，用泻药攻下后，再发其汗，导致心下痞塞，若出现发热畏寒等见症的，是表证仍未解除，不能先泄热消痞，而应先解表，表证解除以后才能泄热消痞。桂枝汤适宜解表，而大黄黄连泻心汤适宜泄热消痞。

【注释】

①攻痞：此处的"攻"字，含有治疗的意思。攻痞，即治疗痞证。

伤寒发热，汗出不解，心中痞硬，呕吐而下利者，大柴胡汤主之。

伤寒发热，汗出而热不退，胃脘部痞硬，上则呕吐，下则腹泻的，用大柴胡汤主治。

病如桂枝证，头不痛，项不强，

辨太阳病脉证并治（下）第七

寸脉微浮，胸中痞硬，气上冲喉咽，不得息者，此为胸有寒①也。当吐之，宜瓜蒂散。

病的表现像桂枝症，但头不痛，项部不拘急，寸部脉微浮，胸脘痞胀硬结，气上冲咽喉，呼吸不畅，这是痰实之邪停滞胸中，应当采用吐法，可用瓜蒂散。

【注释】

①胸有寒：这里的"寒"字作"邪"字解，即胸中有邪气阻滞的意思。凡痰涎宿食等，都属于邪的范围。

瓜蒂散方

瓜蒂散中赤小豆，豆豉汁调酸苦凑，
逐邪涌吐功最捷，胸脘痰食服之瘳。

药物组成：瓜蒂一份（熬黄），赤小豆一份。

制法：上二味，各别捣筛，为散和匀。

功能主治：涌吐痰食。治痰涎宿食填塞上脘，胸中痞硬，烦懊不安，气上冲咽喉不得息，舌苔厚腻，寸脉微浮者。

用法用量：每服3克，以香豉9克，用热汤700毫升，煮作稀糜，去滓，取汁和散，温顿服之。不吐者，少少加，得快吐乃止。

注意：素体血虚及出血患者忌服。

方义方解：方中瓜蒂味苦性升而善吐；赤小豆味苦酸，与瓜蒂配合，有酸苦涌吐之功；香豉轻清宣泄，煎汁送服，以增强涌吐的作用。本方药性较峻，宜从小剂量开始，不吐，逐渐加量，中病即止，不可过剂。

运用：瓜蒂散中赤小豆，豆豉汁调酸苦凑，逐邪涌吐功最捷，胸脘痰食服之瘳。

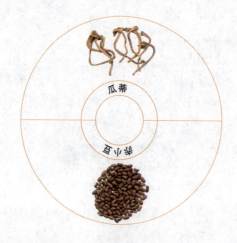

药材档案

瓜蒂

别名：瓜丁、甜瓜蒂、苦丁香。

性味归经：苦，寒；有毒。归胃经。

功效主治：涌吐痰食，祛湿退黄。本品苦寒有毒，功专涌泻。可用于痰热郁积胸中，发为癫痫惊狂，或宿食、毒物停聚于胃脘而致胸脘痞硬等证。若研末吹鼻，可祛湿退黄。

用量用法：2.5～5克，煎服。入丸、散剂0.3～1克。外用小量，研末吹鼻，待鼻中流出黄水即停药。

病胁下素有痞，连在脐旁，痛引少腹，入阴筋①者，此名脏结，死。

患者胁下宿有痞块，连及脐旁，疼痛牵引少腹，甚至痛彻阴茎，即脏结，为死候。

【注释】

①入阴筋：阴茎缩入。

伤寒，若吐若下后，七八日不解，热结在里，表里俱热，时时恶风，大渴，舌上干燥而烦，欲饮水数升者，白虎加人参汤主之。

伤寒，或用吐法或用下法后，经过七八日病未解除，蕴热于里，表里都热，时时感觉恶风，大渴，舌苔干燥而心烦不安，想喝大量的水，用白虎加人参汤主治。

白虎加人参汤方

服桂渴烦大汗倾，液亡肌腠涸阳明。
膏斤知六参三两，二草六粳米熟成。

药物组成：知母18克，石膏（碎，绵裹）30～45克，粳米12克，甘草（炙）6克，人参各9克。

功能主治：清热、益气、生津。伤寒、温病、暑病气分热盛，津气两伤，身热而渴，汗出恶寒，脉虚大无力；火热迫肺，上消多饮者。

用法用量：上五味，以水1升，煮米熟汤成，去滓。温服200毫升，一日三次分服。

方义方解：方中石膏辛寒质重，

善清透气热；知母苦寒滑润，善泻火滋阴。二药合用，既清且透，滋液润燥，为治阳明无形热邪之要药。甘草、粳米益气和中，使泻火而不伤脾胃。加人参益气生津。

运用：临床凡是里热炽盛，伤津较重，或伴伤气症状，热、渴、烦、汗、恶风、舌红、脉大为主症，可选白虎加人参汤。目前用本方治疗糖尿病、各种脑炎、小儿夏季热、暑热证、大叶性肺炎、结核性胸膜炎、红斑狼疮、产褥中暑等。

曲，略扁，偶有分枝，长3～15厘米，直径0.8～1.5厘米，一端有浅黄色的茎叶残痕。表面黄棕色至棕色，上面有一凹沟，具紧密排列的环状节，节上密生黄棕色的残存叶基，由两侧向根茎上方生长；下面隆起而略皱缩，并有凹陷或突起的点状根痕。质硬，易折断，断面黄白色。气微，味微甜、略苦，嚼之带黏性。

性味归经：苦、甘、寒。归肺、胃、肾经。

功效主治：清热泻火，滋阴润燥。用于外感热病，高热烦渴，肺热燥咳，骨蒸潮热，内热消渴，肠燥便秘。

用量用法用量：6～12克，煎服。

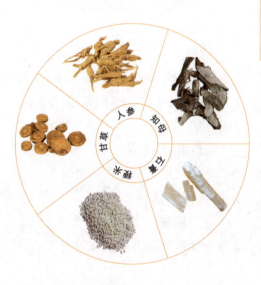

伤寒，无大热，口燥渴，心烦，背微恶寒者，白虎加人参汤主之。

外感病，表无大热而里热炽盛，出现口干燥而渴，心中烦躁不安，背部微感畏冷的，主治用白虎加人参汤。

伤寒，脉浮，发热无汗，其表不解，不可与白虎汤。渴欲饮水，无表证者，白虎加人参汤主之。

伤寒病，脉象浮，发热无汗，是表证未解，不可用白虎汤。如果口渴要喝水，表证已罢，可用白虎加人参汤主治。

太阳少阳并病，心下硬，颈项强而眩者，当刺大椎、肺俞、肝俞，慎勿下之。

药材档案

知母

别名：地参、水须、淮知母、穿地龙。

来源：为百合科植物知母的干燥根茎。

药材特征：本品呈长条状，微弯

太阳病未解，又并发少阳病，有胃脘部痞结胀硬，颈项拘急不舒，头晕目眩等症出现的，应当针刺大椎、肺腧、肝腧诸穴，但攻下的方法千万不可用。

==太阳与少阳合病，自下利者，与黄芩汤；若呕者，黄芩加半夏生姜汤主之。==

太阳与少阳同时有病，自动下利的，用黄芩汤；如兼见呕吐的，用黄芩加半夏生姜汤主治。

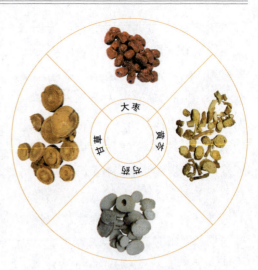

黄芩汤方

黄芩汤治太少利，腹痛急迫脉弦细，
黄芩白芍甘草枣，清热和阴平肝逆。

别名：黄芩芍药汤（《痘疹世医心法》卷十一）。

药物组成：黄芩6克，芍药6克，甘草6克，大枣12枚。

功能主治：清热止利，和中止痛。治伤寒，太阳与少阳合病，身热口苦，腹痛下利。

用法用量：以水1升，煮取600毫升，去滓，温服200毫升，日二服。

方义方解：方中黄芩苦寒，清热止利；芍药味酸，敛阴和营止痛；甘草、大枣和中缓急。诸药合用，共奏清热止利、和中止痛之功。

==伤寒，胸中有热，胃中有邪气，腹中痛，欲呕吐者，黄连汤主之。==

外感病，胸脘部有热，腹中有寒，腹中疼痛，想呕吐的，主治用黄连汤。

黄连汤方

黄连汤内用干姜，半夏人参甘草藏，
更用桂枝兼大枣，寒热平调呕痛忘。

药物组成：黄连9克，甘草9克（炙），干姜9克，桂枝（去皮）9克，人参6克，半夏6克（洗），大枣（擘）12枚。

功能主治：平调寒热，和胃降逆。治伤寒，胸中有热，胃中有邪气，腹中痛，欲呕吐者。

用法用量：上七味，以水1升，煮取600毫升。去滓温服，昼三次，夜二次。

方义方解：胸中烦热，欲呕吐，舌苔黄，乃胸中有热之见证；腹中痛，肠鸣泄泻，脉弦紧系胃中有寒之见证。此证因胸热胃寒而致升降失司，方中黄连苦寒以清胸中之热；干姜辛温以去胃中之寒，二药合奏清上温下、平调寒热之功而为君。半夏和胃降逆，桂枝温阳升清二药与共，使升降复司，胃肠安和而为臣。党参、大枣补中益气，共奏扶正以驱邪之功可为佐，甘草调和诸药而为使。方中黄连苦寒，上清胸中之热，干姜、桂枝辛温，下散胃中之寒，二者合用，辛开苦降，寒热并投，上下并治，以复中焦升降之职；更以半夏和胃降逆，人参、甘草、大枣益胃和中。合而用之，能使寒散热消，中焦得和，阴阳升降复常，痛呕自愈。

桂枝附子汤方

桂枝附子寒痹痛，去芍加附量要重，
扶阳散寒应兼顾，脉浮虚涩是其应。

药物组成：桂枝（去皮）12克，附子（炮，去皮）15克，生姜（切）9克，大枣（擘）12枚，甘草（炙）6克。

功能主治：祛风除湿，温经散寒。治伤寒八九日，风湿相搏，身体疼烦，不能自转侧，不呕不渴，脉浮虚而涩者。现用于风湿性关节炎、坐骨神经痛等属于风寒湿邪而成者。

用法用量：上药五味，以水1800毫升，煮取600毫升，去滓，分三次温服。

方义方解：方中桂枝散风寒，通经络，附子祛风除湿，温经散寒，二药相配，散风寒湿邪而止痹痛；生姜、大枣调和营卫，甘草补脾和中。五味合用，共奏祛风除湿，温经散寒之功。

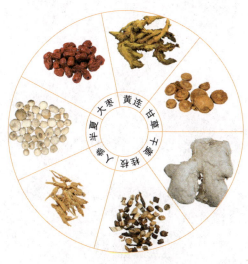

伤寒八九日，风湿相搏，身体疼烦，不能自转侧，不呕不渴，脉浮虚而涩者，桂枝附子汤主之。若其人大便硬，一云脐下心下硬，小便自利者，去桂加白术汤主之。

外感病八九天后，风湿相互搏结，出现身体疼痛剧烈，不能自行转侧，不作呕，口不渴，脉象浮虚而涩症状的，主治用桂枝附子汤，若患者大便硬结、小便通畅的，主治则用去桂加白术汤。

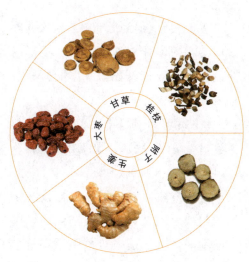

> 风湿相搏，骨节烦疼，掣痛①不得屈伸，近之则痛剧，汗出短气，小便不利，恶风不欲去衣，或身微肿者，甘草附子汤主之。

风湿相互搏结，周身关节剧烈疼痛，牵引拘急不能屈伸，触按则疼痛得更厉害，汗出，短气，小便不通畅，畏风不愿减衣，或者身体轻度浮肿的，主治用甘草附子汤。

【注释】

①掣痛：疼痛有牵引拘急的感觉。

甘草附子汤方

甘草附子汤四味，桂枝白术药方备，
骨节掣痛不可近，恶风短气阳虚最。

别名：四物附子汤（《备急千金要方》卷七）。

药物组成：甘草（炙），白术各6克，附子（炮，去皮，破）12克，桂枝（去皮）12克。

功能主治：温经散寒，祛风除湿。治风湿相搏，骨节疼烦，掣痛不得屈伸，近之则痛剧，汗出短气，小便不利，恶风不欲去衣，或身微肿。

用法用量：上四味，以水1.2升，煮取600毫升，去滓。温服200毫升，一日三次。初服得微汗则解。

方义方解：附子用量较桂枝附子汤为轻，原因是桂枝附子汤证为风湿留着肌表，利于速去，故附子用量较大；本证是风湿留着关节，病情更深一层，难以速去，故减附子用量，意在缓行。术附同用，则健脾燥湿，温阳化气。桂甘同用，振奋心阳，治短气、小便不利。药仅四味，实为疗风湿之良方。

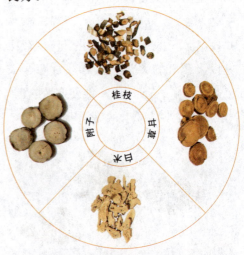

> 伤寒，脉浮滑，此表有热，里有寒，白虎汤主之。

外感病，脉象浮滑的，这是表有热，里也有热，主治用白虎汤。

白虎汤方

白虎膏知甘草粳，气分大热此方清，
热渴汗出脉洪大，加入人参气津生。

药物组成：石膏50克，知母18克，甘草6克，粳米9克。

功能主治：清热生津。气分热盛证。壮热面赤，烦渴引饮，汗出恶热，脉洪大有力。

用法用量：上四味，以水一斗，煮米熟汤成，去滓，温服一升，日三服。

加减化裁：若气血两燔，引动肝风，见神昏谵语、抽搐者，加羚羊角、水牛角以凉肝息风；若兼阳明腑实，见谵语、大便秘结、小便短赤者，加大黄、芒硝以泻热攻积；消渴病而见烦渴引饮，加天花粉、芦根、麦冬等以增强清热生津之力。

注意：表证未解的无汗发热，口不渴者；脉见浮细或沉者；血虚发热，脉洪不胜重按者；真寒假热的阴盛格阳证等均不可误用。

方义方解：本方原为阳明经证的主方，后为治疗气分热盛的代表方。本证是由伤寒化热内传阳明经所致。里热炽盛，故壮热不恶寒；胃热津伤，故烦渴引饮；里热蒸腾、逼津外泄，则汗出；脉洪大有力为热盛于经所致。气分热盛，但未致阳明腑实，故不宜攻下；热盛津伤，又不能苦寒直折。方中石膏辛甘大寒，入肺胃二经，功善清解，透热出表，以除阳明气分之热，故为君药；知母苦寒质润，一助石膏清肺胃热，一滋阴润燥。佐以粳米、炙甘草益胃生津。

运用：本方用于气分热盛证。临床应用以壮热面赤、烦渴引饮，汗出蒸热，脉洪大有力。

伤寒，脉结代①，心动悸②，炙甘草汤主之。

外感病，脉象结代，心中悸动不宁的，主治用炙甘草汤。

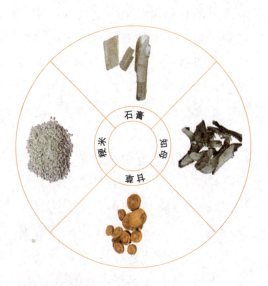

【注释】

①脉结代：结脉和代脉并称，张景岳说："脉来忽止，止而复起，总谓之结。"代者，更代之意，于平脉中忽见软弱，或乍疏乍数，或断而复起，均名为代。

②心动悸：心脏跳动得很厉害。

炙甘草汤方

炙甘草汤参姜桂，麦冬生地与麻仁，
大枣阿胶加酒服，虚劳肺痿效如神。

别名：复脉汤（《伤寒论》）。

药物组成：甘草（炙）12克，人参、阿胶各6克，生地黄30克，生姜（切）、桂枝（去皮）各9克，麦门冬（去心）、麻仁各10克，大枣（擘）30枚。

功能主治：益气养血，滋阴复脉。治气虚血弱，虚羸少气，心悸心慌，虚烦失眠，大便干结，舌质淡红少苔，脉结代；虚劳肺痿，久咳不止，涎唾甚多，咽燥而渴，痰中有血，心悸、心烦，少气，失眠，自汗盗汗，脉虚数。

用法用量：上药九味，以清酒10毫升，加水800毫升，先煮八味，取300毫升，去滓，内胶烊消尽，温服100毫升，一日三次。

加减化裁：方中可加酸枣仁、柏子仁以增强养心安神定悸之力，或加龙齿、磁石重镇安神；偏于心气不足者，重用炙甘草、人参；偏于阴血虚者重用生地、麦门冬；心阳偏虚者，易桂枝为肉桂，加附子以增强温心阳之力；阴虚而内热较盛者，易人参为南沙参，并减去桂、姜、枣、酒，酌加知母、黄柏，则滋阴液降虚火之力更强。

方义方解：方中重用炙甘草甘温益气，通经脉，利血气，缓急养心为君；人参、大枣益气补脾养心，生地、麦冬、麻仁、阿胶，滋阴养血为臣；桂枝、生姜、清酒温阳通脉为佐。诸药合用，温而不燥，滋而不腻，共奏益气养血，滋阴复脉之功。

运用：本方为阴阳气血并补之剂。临床应用以脉结代，心动悸，虚羸少气，舌光色淡少苔为辨证要点。

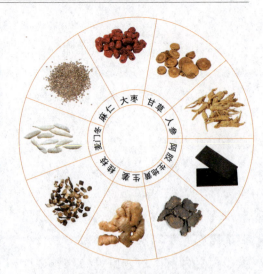

脉按之来缓，时而一止复来者，名曰结。又脉来动而中止，更来小数，中有还者反动，名曰结，阴也。脉来动而中止，不能自还，因而复动者，名曰代，阴也。得此脉者，必难治。

　　脉象按之见缓，时而一止而又继续跳动的，即结脉。又有脉象跳动中一止，能够自还，脉搏停止间歇时间短，复跳的脉稍快的，名"结"，属于阴脉。脉象跳动中一止，不能自还，良久方再搏动的，名"代"，属于阴脉。有这种脉象出现的，大多不易治疗。

伤寒论

卷五

卷五

图解伤寒论
辨阳明病脉证并治法第八

【本篇精华】

1. 阳明病的症状、特点；
2. 阳明病的治疗方法。

【原文】→【译文】

问曰：病有太阳阳明，有正阳阳明，有少阳阳明，何谓也？答曰：太阳阳明者，脾约①（一云络）是也；正阳阳明者，胃家实②是也；少阳阳明者，发汗、利小便已，胃中燥烦实，大便难是也。

问：三种不同的病症，有太阳阳明、有正阳阳明、有少阳阳明，各指的是什么？答：太阳阳明症，就是指脾约症，即胃燥津伤而引起的便秘症。正阳阳明，就是指胃家实症，即肠胃燥热积滞成实症。少阳阳明，是指误用发汗、利小便之法，使津液损伤，致津枯肠燥而成实，则形成大便难以解出的病症。

【注释】

①脾约：因胃热乏津，脾不能为胃行其津液而致津亏便秘的，名脾约。

②胃家实：胃家包括胃与大肠，指胃肠燥实。

阳明之为病，胃家实是也。

阳明热实症的病机，主要是胃肠燥实。

问曰：何缘得阳明病？答曰：太阳病，若发汗，若下，若利小便，此亡津液，胃中干燥，因转属阳明；不更衣①，内实②，大便难者，此名阳明也。

问：阳明病是怎么得的呢？答：患太阳表证，若太过地发汗，或误用攻下，或误用利小便之法，导致津液损伤，肠胃干燥，病邪因而传入阳明，出现不解大便、肠胃燥结成实、大便困难的，即所谓的阳明病。

【注释】

①不更衣：不大便。古人登厕，托言更衣，因此，更衣又为大便的通称。

②内实：肠内有燥屎结滞。

问曰：阳明病，外证①云何？答曰：

辨阳明病脉证并治法第八

身热，汗自出，不恶寒，反恶热也。

问：阳明病的外在症候有何特点？答：是身热，汗自出，不厌恶寒冷，反而怕热。

【注释】

①外证：表现在外的症候。

问曰：病有得之一日，不发热而恶寒者，何也？答曰：虽得之一日，恶寒将自罢，即自汗出而恶热也。

问：有这种情况，在刚患阳明病的第一天，出现不发热而怕冷的，是什么原因呢？答：虽然是阳明病开始的第一天，这种怕冷也会自行停止，旋即出现自汗而怕热的症候。

问曰：恶寒何故自罢？答曰：阳明居中，主土①也，万物所归，无所复传，始虽恶寒，二日自止，此为阳明病也。

问：恶寒症状，为什么能够自罢？答：阳明为中央戊土，土者，万物所归，也就是说诸经的病症，都可传并阳明。阳明病已是阳热亢极的阶段，所以很少传变他经。因此，开始虽有怕冷的症状，第二日自会停止，这种情况就是阳明病。

【注释】

①主土：土是五行之一，脾胃隶属于土。由于脾和胃的生理功能以及病态表现的不同，所以有脾属阴土，胃属阳土的分别；又因土的方位在中央，所以说阳明居中主土。

本太阳初得病时，发其汗，汗先出不彻，因转属阳明也。伤寒发热无汗，呕不能食，而反汗出濈濈然①者，是转属阳明也。

本来属太阳病，在刚得病的时候，使用了发汗的方法，由于汗出不透彻，因而导致邪气内传阳明。患外感病，有发热无汗、呕吐、不能进食症状出现，是伤寒邪热亢盛的表现，若反而出现不断汗出的，是邪传阳明的标志。

【注释】

①濈濈然：形容汗出连绵不断。

伤寒三日，阳明脉大。

伤寒第三日，病在阳明则脉大。

伤寒，脉浮而缓，手足自温者，是为系在太阴①。太阴者，身当发黄，若小便自利者，不能发黄。至七八日大便硬者，为阳明病也。

外感病，脉象浮而缓，手足温暖的，这是病属太阴。太阴寒湿内瘀，患者身体应当发黄，若小便通畅的，则湿有出路，而不会发黄；到了第七、第八天，若大便是硬结的，则是湿邪化燥，已转成为阳明病。

【注释】

①系在太阴：系，联系、关系。系在太阴，即病属太阴。

伤寒转系阳明①者，其人濈然微汗出也。

伤寒由他经转属而为阳明病的，患者就会连绵不断地微微汗出。

【注释】

①转系阳明：转属阳明的意思。

阳明中风，口苦，咽干，腹满微喘，发热恶寒，脉浮而紧，若下之，则腹满小便难也。

阳明感受风邪，出现口苦、咽喉干燥、腹部胀满、微微气喘、发热怕冷、脉象浮紧症状的，不能攻下。若误行攻下，就会使腹部胀满得更加厉害，小便不易解出。

阳明病，若能食，名中风；不能食，名中寒。

阳明病，如果能食，称为中风；不能食的，则称为中寒。

阳明病，若中寒者，不能食，小便不利，手足濈然汗出，此欲作固瘕①，必大便初硬后溏；所以然者，以胃中冷②，水谷不别③故也。

阳明中寒症，不能饮食，小便不通畅，手足不断出汗的，这是将要形成固瘕的征兆，大便初出干硬，后见稀溏。这是胃中寒冷，不能泌别水谷的缘故。

【注释】

①固瘕：寒气结积的症候名称。

②胃中冷：胃阳不足，胃中寒冷。

③水谷不别：因水湿不能从小便而去，易与不消化的谷物相混。

阳明病，初欲食，小便反不利，大便自调，其人骨节疼，翕翕如有热状，奄然①发狂，濈然汗出而解者，此水不胜谷气②，与汗共并，脉紧则愈。

阳明病，起初食欲正常，大便通畅，小便反而不利。患者感到骨节疼痛，好像有翕翕发热的症状，突然狂躁不安，不断地出汗，随之而病解除。这是水湿之邪不胜谷气，邪随汗出，脉见紧象，所以知为病愈。

【注释】

①奄然：突然。

②谷气：水谷的精气，在这里相当于正气。

阳明病，欲解时，从申至戌上。

阳明病，将解的时间，是下午四时到八时之间。

阳明病，不能食，攻其热必哕。所以然者，胃中虚冷故也。以其人本虚，攻其热必哕。

阳明中寒症，不能进食，若误用苦寒药泄热，呃逆就会产生。这是胃中虚寒的缘故。由于患者的胃气本来就虚弱的，又再用苦寒泄热，必使胃气更虚而产生呃逆的变症。

阳明病，脉迟①，食难用饱，饱则微烦，头眩②，必小便难，此欲作谷疸。虽下之，腹满如故，所以然者，脉迟故也。

阳明病，脉迟，进食不敢过饱，饱食就会微烦不适，头晕眼花，小便必然困难不畅，这是将要发作谷疸的征象。虽然服用泻下方药，而腹部胀满仍和原来一样。之所以会这样,是因为脉迟的缘故。

【注释】

①脉迟:脉搏跳动得慢。
②头眩:头晕眼花。

阳明病,本自汗出,医更重发汗,病已差①,尚微烦不了了者,此必大便硬故也。以亡津液,胃中干燥,故令大便硬。当问其小便日几行,若本小便日三四行,今日再行,故知大便不久出。今为小便数少,以津液当还入胃中,故知不久必大便也。

阳明病,本来是自汗出,医生又重用发汗方法,病症已经差解,还有些微烦不爽适的,这必定是大便干硬未得排解的缘故。因为汗出过多而津液耗伤,肠中干燥,所以使得大便干硬。这时应当询问患者一日小便几次,如果小便本来一日三四次,现在一日只有两次,就可知道大便不久自出。现据小便次数减少,推知津液当还入肠中,所以知道不久必解大便。

【注释】

①差:临床症状已经解除,而尚未康复。

伤寒呕多,虽有阳明证,不可攻之①。

伤寒病,呕吐剧烈的,虽然有阳明腑实症,治疗时也不能用攻下法。

【注释】

①攻之:此处是指泻下的方法。

阳明病,心下硬满者,不可攻之;攻之利遂不止者死,利止者愈。

阳明病,胃脘部硬满的,不可用泻下方药。误用泻下,而致腹泻不止的,有生命危险;腹泻停止的,还能痊愈。

阳明病,面合色赤①,不可攻之;攻之必发热色黄者,小便不利也。

阳明病,满面通红的,治疗时不能用攻下法。误用攻下就会产生发热、肌肤发黄、小便不通畅的变症。

【注释】

①面合色赤:满面颜色通红。

阳明病,不吐不下,心烦者,可与调胃承气汤。

阳明病,没有经过催吐和泻下治疗,而心烦不安的,可以给予调胃承气汤。

阳明病,脉迟,虽汗出不恶寒者,其身必重,短气,腹满而喘,有潮热者,此外欲解,可攻里也。手足濈然而汗出者,此大便已硬也,大承气汤主之。若汗多,微发热恶寒者,外未解也,(一法与桂枝汤)其热不潮,未可与承气汤;若腹大满不通者,可与小承气汤微和胃气,勿令至大泄下。

阳明病,脉象迟,汗出而不怕冷,身体沉重,短气,腹部胀满,喘息,若发潮热的,这是表证即将解除而已成里实，可以攻下里实；若手足不断汗出的，这表面大便已经硬结，用大承气汤主治。若出汗较多，轻微发热而怕冷的，这是表证未解，患者不发潮热，不能用承气汤攻下。若腹部胀满厉害、大便不通的，可用小承气汤轻微泻下来和畅胃气，而峻泻药攻下不可用。

大承气汤方

大承气汤用硝黄，配伍枳朴泻力强，
痞满燥实四症见，峻下热结第一方。
去硝名曰小承气，轻下热结用之效，
调胃承气硝黄草，便秘口渴急煎尝。

药物组成： 大黄（酒洗）、枳实（炙）各12克，厚朴（去皮）15克，芒硝9克。

功能主治： 峻下热积。主阳明腑实证。潮热谵语，手足漐然汗出，矢气频频，大便不通，脘腹满痛拒按，舌苔焦黄起刺，成焦黑燥裂，脉沉滑或沉迟有力；热结旁流，下利清水，臭秽难闻，脐腹疼痛，按之坚硬有块，热厥，高热神昏，扬手掷足，烦躁饮冷，便秘不通；痉病，牙关紧闭，手足抽搐，角弓反张，口噤龂齿。现用于急性单纯性肠梗阻，粘连性肠梗阻，蛔虫性肠梗阻，急性胆囊炎，急性阑尾炎，以及某些高热性疾患，见有阳明腑实证者。

用法用量： 上四味，用水1升，先煮厚朴、枳实，取500毫升，去滓；纳大黄，更煮取200毫升，去滓，纳芒硝，再上微火煎一二沸，分二次温服。得下，余勿服。

加减化裁： 若兼气虚者，宜加人参补气，防泻下气脱；兼阴津不足者，加玄参、生地以滋阴润燥。

方义方解： 方中大黄泄热通便，厚朴行气散满，枳实破气消痞，芒硝润燥软坚。四药配合，具有峻下热积之功。

运用： 本方用于阳明脏腑实证的基础方，又是寒下法的代表方。临床应用以痞、满、燥、实四症，及舌红苔黄，脉沉实为辨证要点。

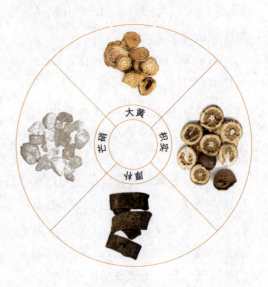

药材档案

枳实

别名： 香橙、臭橙、枸头橙。

药材特征： 本品呈半球形，少数为球形，直径0.5～2.5厘米。外果皮黑绿色或暗棕绿色，具颗粒状突起和皱纹，有明显的花柱残迹或果梗痕。

辨阳明病脉证并治法第八

切面中果皮略隆起，厚0.3～1.2厘米，黄白色或黄褐色，边缘有1～2列油室，瓤囊棕褐色。质坚硬。气清香，味苦、微酸。

性味归经： 苦、辛、酸，微寒。归脾、胃经。

功效主治： 破气消积，化痰除痞。用于积滞内停，痞满胀痛，泻痢后重，大便不通，痰滞气阻，胸痹，结胸，脏器下垂。

用量用法： 3～10克，煎服。大量可用至30克，炒后性较平和。

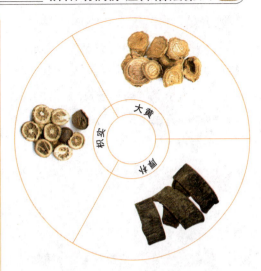

小承气汤方

小承气汤朴枳黄，便硬谵语腹胀详，
识得燥结分轻重，脉滑不紧用此方。

药物组成： 大黄（酒洗）12克，厚朴（炙，去皮）6克，枳实（大者，炙）9克。

功能主治： 轻下热结，除满消痞。治伤寒阳明腑实证。谵语潮热，大便秘结，胸腹痞满，舌苔黄，脉滑数，痢疾初起，腹中疼痛，或脘腹胀满，里急后重者。

用法用量： 上药三味，以水800毫升，煮取400毫升，去滓，分二次温服。

方义方解： 方中大黄泻热通便，厚朴行气散满，枳实破气消痞，诸药合用，可以轻下热结，除满消痞。

阳明病，潮热，大便微硬者，可与大承气汤；不硬者，不可与之。若不大便六七日，恐有燥屎，欲知之法，少与小承气汤，汤入腹中，转失气①者，此有燥屎也，乃可攻之。若不转失气者，此但初头硬，后必溏，不可攻之，攻之必胀满不能食也，欲饮水者，与水则哕。其后发热者，必大便复硬而少也，以小承气汤和之。不转失气者，慎不可攻也。

阳明病，发潮热，大便微有硬结的，为燥屎内阻、里实已成，可以用大承气汤攻下里实；若大便不硬结的，是内无燥屎，则大承气汤不能用。若六七天不解大便，恐有燥屎内阻，预测的方法，可给予少量小承气汤。服药后若屎气转动而放屁的，即为有燥屎的征象，才能够攻下；若服药后不放屁的，则是大便初出硬结、后部稀溏，不能攻下，若攻下就会形成腹部胀满，不能进食,甚至饮水就呃逆的变症。若攻下后又出现发热的,则一定是燥屎复结,大便再次变硬而量较少,此时,应当用小承气汤和畅胃气而攻下。由此可见,若服小承气汤不转屎气的,千万不能攻下。

【注释】

①转失气:肠中屎气下趋,俗言放屁。

凡阳热实邪,多为谵语①;精气虚怯,多为郑声②。所谓郑声,就是语言重复。如果两目直视而谵语,又兼见气喘胀满的,多为死候;如兼有下利的,也是死候。

凡阳热实邪,多为谵语;精气虚怯,多为郑声。所谓郑声,就是语言重复。如果两目直视而谵语,又兼见气喘胀满的,多为死候;如兼有下利的,也是死候。

【注释】

①谵语:语言错乱,没有伦次,声音粗壮。

②郑声:语言重复,没有变化,说过又说,声音低微。

发汗多,若重发汗者,亡其阳①,谵语,脉短②者死;脉自和③者不死。

发汗太过,或重复发汗,大伤阳气,出现谵语,脉象短的,属于死候;若脉与症相应的,不属死候。

【注释】

①亡其阳:应指亡心阳。

②脉短:脉形短,是上不至寸,下不至尺,只有关脉搏动。

③脉自和:与脉短相对,也就是脉象平和。

阳明病,其人多汗,以津液外出,胃中燥,大便必硬,硬则谵语,小承气汤主之;若一服谵语止者,更莫复服。

阳明病,因患者出汗太多,以致津液外泄,肠中的津液减少而干燥,大便必定结硬,大便硬则会发生谵语,可用小承气汤主治。假若一服后谵语停止,就不要再服。

阳明病,谵语有潮热,反不能食者,胃中必有燥屎五六枚也;若能食者,但硬耳;宜大承气汤下之。

阳明病,谵语,发潮热,反而不能进食的,是肠中燥屎已成,应用大承气汤攻下燥屎;若尚能进食的,只是大便硬结,应用小承气汤和畅胃气。

阳明病,下血谵语者,此为热入血室,但头汗出者,刺期门,随其实而泻之,濈然汗出则愈。

阳明病,下血并有谵语,这是热入血室,只是头部出汗,当刺期门穴,以泄去实邪,如能周身濈然汗出,就可痊愈。

汗出,谵语者,以有燥屎在胃中,此为风也,须下者,过经①乃可下之。下之若早,语言必乱。以表虚里实故也。

辨阳明病脉证并治法第八

下之则愈，宜大承气汤。

汗出谵语的，这是因为外有太阳中风，内有燥屎阻结。燥屎内结必须用泻下法治疗，但是须待太阳表证解除后才能攻下。若过早攻下，则会导致表邪尽陷而里实益甚，出现神昏、语言错乱的症状。若表证已解而里实未除，用攻下法治疗则会痊愈，可用大承气汤。

【注释】

①过经：意指太阳经表证已解。

伤寒四五日，脉沉而喘满，沉为在里，而反发其汗，津液越出，大便为难，表虚里实，久则谵语。

病伤寒四五日，脉象沉而气喘胀满。沉脉是病在里，而反治以发汗法，以致津液随汗越出，大便因而困难。汗出为表虚，便难为里实，时间延久，就会发生谵语。

三阳合病①，腹满身重，难以转侧，口不仁②，面垢③，（又作枯一云向经）谵语遗尿。发汗则谵语，下之则额上生汗，手足逆冷。若自汗出者，白虎汤主之。

太阳、阳明、少阳三经合病，腹部胀满，身体沉重，转侧困难，口中麻木不仁，面部垢浊，谵语，小便失禁。如见身热、自汗出的，是邪热偏重于阳明，主治用白虎汤。若用发汗法治疗，就会使谵语更甚；若妄行攻下，就会造成额上出汗，四肢冰冷的变症。

【注释】

①三阳合病：太阳、少阳、阳明三经同时发病。

②口不仁：言语不利，食不知味。

③面垢：面部油垢污浊。

二阳并病，太阳证罢，但发潮热，手足漐漐汗出，大便难而谵语者，下之则愈，宜大承气汤。

太阳、阳明两经并病，太阳表证已解，仅见发潮热，手足微微出汗，大便解出困难而谵语的，是属阳明里实，攻下里实则可痊愈，适宜用大承气汤治疗。

阳明病，脉浮而紧，咽燥口苦，腹满而喘，发热汗出，不恶寒，反恶热，身重。若发汗则躁，心愦愦①，反谵语；若加温针，必怵惕②，烦躁不得眠；若下之，则胃中空虚，客气动膈，心中懊憹，舌上胎③者，栀子豉汤主之。

阳明病，脉象浮而且紧，咽中干，口味苦，腹部胀满而气喘，发热汗出，不恶寒，反恶热，身体沉重。如误用发汗，就会心中烦乱，反而言语谵妄；如误用温针，就会恐惧，惊惕，烦躁不得安眠；如误用泻下，则胃气损伤，邪热扰于胸膈，引起心中懊憹，若舌上有黄白薄腻苔，可用栀子豉汤主治。

【注释】

①愦愦：形容词，烦乱的意思。

②怵惕：指恐惧、惊惕的样子。

③舌上胎者：舌上有黄白薄腻苔垢。

若渴欲饮水，口干舌燥者，白虎加人参汤主之。

如果误下后热盛津伤，出现口渴想喝水，口干舌燥的，主治用白虎加人参汤。

若脉浮、发热，渴欲饮水，小便不利者，猪苓汤主之。

如果误下后出现脉浮、发热、口渴想喝水、小便不通畅的，属阴伤有热、水热互结于下焦，主治用猪苓汤。

猪苓汤方

猪苓汤用猪茯苓，泽泻滑石阿胶并，小便不利兼烦渴，利水养阴热亦平。

药物组成：猪苓（去皮）、茯苓、泽泻、阿胶、滑石（碎）各9克。

功能主治：滋阴清热利水。治水热互结，邪热伤阴所致的发热，渴欲引水，或下利，咳而呕渴，心烦不得眠者。

用法用量：以水800毫升，先煮四味，取400毫升，去滓，入阿胶烊消，分二次温服。

加减化裁：本方可用于热淋、血淋、尿血之属于水热互结而兼阴虚者。用治热淋，可加栀子、车前子，以清热利水通淋；用治血淋、尿血，可加白茅根、大蓟、小蓟以凉血止血。

方义方解：方中以猪苓，茯苓渗湿利水为君；滑石，泽泻通利小便，泄热于下为臣，君臣相配，既能分消水气，又可疏泄热邪，使水热不致互结；更以阿胶滋阴为佐，滋养内亏之阴液。诸药合用，利水而不伤阴，滋阴而不恋邪，使水气去，邪热清，阴液复而诸症自除。

运用：本方以利水为主，兼以养阴清热，主治水热互结而兼阴虚之证。临床应用以小便不利，口渴，身热，舌红，脉细数为辨证要点。

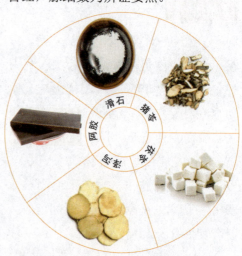

药材档案

阿胶

别名：驴皮胶、傅致胶、盆覆胶。

来源：本品为马科动物驴的皮经煎煮，浓缩而制成的固体胶。

药材特征：本品呈长方形块、方形块或丁状。黑褐色，有光泽。质硬而脆，断面光亮，碎片对光照视呈棕色半透明状。气微，味微甘。

性味归经：甘，平。归肺、肝、肾经。

功能主治：补血滋阴，润燥，止血。用于血虚萎黄，眩晕心悸，肌痿无力，心烦不眠，虚风内动，肺燥咳嗽，劳嗽咯血，吐血尿血，便血崩漏，妊娠胎漏。

用量用法用量：内服：3～9克，烊化兑服。

阳明病，汗出多而渴者，不可与猪苓汤，以汗多胃中燥，猪苓汤复利其小便故也。

阳明病，汗出多而口渴的，属汗多津伤、胃津不足的口渴，不能用猪苓汤治疗。因为猪苓汤能够通利患者小便，而进一步损伤津液。

脉浮而迟，表热里寒，下利清谷者，四逆汤主之。

患者脉浮而迟，表有热象，里是虚寒，泄泻完谷不化的，用四逆汤主治。

若胃中虚冷，不能食者，饮水则哕。

如果胃中虚寒不能进食的，饮水后，呃逆则会出现。

脉浮发热，口干鼻燥，能食者，则衄。

脉浮发热，口干鼻燥，能进食的，将要发生鼻衄。

阳明病下之，其外有热，手足温，不结胸，心中懊憹，饥不能食①，但头汗出者，栀子豉汤主之。

阳明病，经用泻下法治疗，身热未除，手足温暖，无结胸的表现，心中烦躁异常，嘈杂似饥而不能进食，仅头部汗出的，主治用栀子豉汤。

【注释】

①饥不能食：言懊憹之甚，似饥非饥，心中嘈杂似饥，而又不能进食。

阳明病，发潮热，大便溏，小便自可①，胸胁满不去者，与小柴胡汤。

阳明病，发潮热，大便溏薄（不硬），小便还较正常，胸胁部闷满依然不除的，可用小柴胡汤治疗。

【注释】

①小便自可：小便还较正常。

阳明病，胁下硬满，不大便而呕，舌上白苔者，可与小柴胡汤。上焦得通，津液得下，胃气因和①，身濈然而汗出而解。

阳明病，胁下痞硬胀满，不解大便，呕吐，舌苔是白的，为柴胡症未除，治疗可用小柴胡汤。用药后，上焦经气得以畅通，津液能够下达，胃肠机能得以恢复，全身就会畅汗而病解。

【注释】

①胃气因和：胃的正常功能得以恢复。

阳明中风，脉弦浮大，而短气，腹都满，胁下及心痛，久按之气不通，鼻干，不得汗，嗜卧，一身及面目悉黄，小便难，有潮热，时时哕，耳前后肿，刺之小差，外不解，病过十日，脉续浮者，与小柴胡汤。

阳明中风，脉象弦浮而大，全腹胀满，两胁及心下疼痛，按压很久而气仍不畅通，鼻中干燥，无汗，嗜睡，全身及面目都发黄，小便解出困难，发潮热，呃逆不断，耳前后部肿胀。症属三阳合病，治疗当先用针刺法以泄里热。刺后里热得泄，病情稍减，而未除太阳、少阳证，病邪经过了十余天，脉象弦浮的，可用小柴胡汤以解少阳之邪。

脉但浮，无余证者，与麻黄汤。若不尿，腹满加哕者，不治。

脉只见浮象，而没有其他里证的，可用麻黄汤治疗。如果没有小便，而腹满与呃逆更加严重的，是属不治的死候。

阳明病，自汗出，若发汗，小便自利者，此为津液内竭，虽硬不可攻之，当须自欲大便，宜蜜煎导而通之。若土瓜根及大猪胆汁，皆可为导。

阳明病，自汗出，已伤津液，若再行发汗，而又小便通畅的，则更伤津液，导致肠中津液枯竭，引起大便硬结。此时大便虽硬结，泻下药攻下法也不宜用，必须待患者自己想解大便时，用蜜煎导引导通便，或土瓜根及大猪胆汁，皆可作为导药，以引导大便解出。

蜜煎导方

蜜煎熟后样如饴，稍冷搓挺四寸余，
温纳肛门润肠燥，古法导便叹惊奇。

药物组成：蜂蜜适量。

功能主治：通大便治阳明证，自汗，小便利，大便秘者。

制法用法：在锅内熬煎浓缩，趁热取出，捻成如小指样二寸长的栓子，塞入肛门内。

方义方解：蜜能润肠，热能行气，皂能通窍。经曰："表解无证者，胃虽实，忌攻。"故外导而通之，不欲以苦寒伤胃也。

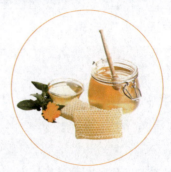

蜂蜜

药材档案

蜂蜜

别名：生蜜、白蜜、炼蜜。

性味归经：甘，平。归肺、脾、大肠经。

功效主治：润肠通便，润肺止咳，补中缓急。本品为百花之精，甘润滋腻，入大肠能润燥以滑肠，入肺经能润肺

辨阳明病脉证并治法第八

以止咳，入脾胃能补中以缓急，故有此功。

用量用法：15～30克，冲服，或入丸剂、膏剂。外用：适量敷患处。解毒宜生用，止咳、补中宜炼用。

猪胆汁方

津亏有热便不出，猪胆一枚方相宜，
胆汁调醋灌肠内，虚家便秘见效奇。

药物组成：猪胆1枚。

功能主治：益肺，补脾，润燥。治消渴、便秘、黄疸、百日咳、哮喘、泄泻、痢疾、目赤、喉痹、耵耳、痈肿。

用法用量：和少许醋，以灌谷道内，如一食顷，当大便出宿食恶物，甚效。

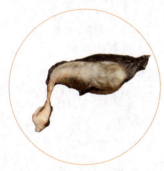

猪胆

药材档案

猪胆汁

性味归经：苦咸，寒。归肝、胆、肺、心、大肠经。

功效主治：益肺，补脾，润燥。治消渴、便秘、黄疸、百日咳、哮喘、泄泻、痢疾、目赤、喉痹、耵耳、痈肿。

用量用法：内服：煎汤，取汁冲服3～6克；或入丸、散。外用：点眼或灌肠。

> 阳明病，脉迟，汗出多，微恶寒者，表未解也，可发汗，宜桂枝汤。

阳明病，脉象迟，汗出很多，微微怕冷的，这是表证仍未解除，可发汗，适宜用桂枝汤。

> 阳明病，脉浮，无汗而喘者，发汗则愈，宜麻黄汤。

阳明病，呈现浮脉，无汗而又喘促的，用麻黄汤发汗，就可痊愈。

> 阳明病，发热汗出者，此为热越①，不能发黄也；但头汗出，身无汗，剂颈而还，小便不利，渴引水浆者，此为瘀热②在里，身必发黄，茵陈蒿汤主之。

阳明病，发热汗出的，这是热邪能够发越于外，故发黄症不可形成。若仅见头部出汗，到颈部为止，身上无汗，小便不通畅，口渴想喝汤水，这是湿热郁滞在里，势必出现肌肤发黄。主治用茵陈蒿汤。

【注释】

①热越：里热发越于外。
②瘀热：邪热瘀滞的意思。

茵陈蒿汤方

茵陈蒿汤治阳黄，栀子大黄组成方，
栀子柏皮加甘草，茵陈四逆治阴黄。

药物组成：茵陈蒿18克，栀子（劈）

15克，大黄（去皮）6克。

功能主治：清热利湿退黄。治湿热黄疸，一身面目俱黄，色鲜明如橘子，腹微满，口中渴，小便不利，舌苔黄腻，脉沉实或滑数。

用法用量：上三味，以水1.2升，先煮茵陈减600毫升，纳二味，煮取300毫升，去滓，分三服。小便当利，尿如皂荚汁状，色正赤，一宿复减，黄从小便去。

加减化裁：若湿重于热者，可加茯苓、泽泻、猪苓以利水渗湿。热重于湿者，可加黄柏、龙胆草以清热祛湿；胁痛明显者，可加柴胡、川楝子以疏肝理气。

方义方解：方中茵陈清热利湿，疏利肝胆为君；栀子清泄三焦湿热，并可退黄为臣；大黄通利大便，导热下行为佐，三药相配，使湿热之邪从二便排泄，湿去热除，则发黄自退。

运用：本方为治疗湿热黄疸之常用方，其证属湿热并重。临床应用以一身面目俱黄，黄色鲜明，舌苔黄腻，脉沉数或滑数有力为辨证要点。

药材档案

茵陈

别名：绒蒿、臭蒿、婆婆蒿、茵陈蒿。

来源：为菊科植物滨蒿或茵陈蒿的干燥地上部分。

药材特征：

绵茵陈：多卷曲成团状，灰白色或灰绿色，全体密被白色茸毛，绵软如绒。茎细小，长1.5～2.5厘米，直径0.1～0.2厘米，除去表面白色茸毛后可见明显纵纹；质脆，易折断。叶具柄；展平后叶片呈一至三回羽状分裂，叶片长1～3厘米，宽约1厘米；小裂片卵形或稍呈倒披针形、条形，先端锐尖。气清香，味微苦。

茵陈蒿：茎呈圆柱形，多分枝，长30～100厘米，直径2～8毫米；表面淡紫色或紫色，有纵条纹，被短柔毛；体轻，质脆，断面类白色。叶密集，或多脱落；下部叶二至三回羽状深裂，裂片条形或细条形，两面密被白色柔毛；茎生叶一至二回羽状全裂，基部抱茎，裂片细丝状。头状花序卵形，多数集成圆锥状，长1.2～1.5毫米，直径1～1.2毫米，有短梗；总苞片3～4层，卵形，苞片3裂；外层雌花6～10个，可多达15个，内层两性花2～10个。瘦果长圆形，黄棕色。气芳香，味微苦。

性味归经：苦、辛，微寒。归脾、胃、肝、胆经。

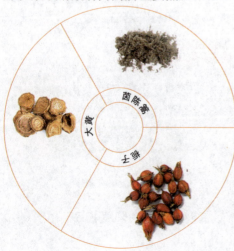

功效主治：清利湿热，利胆退黄。用于黄疸尿少，湿温暑湿，湿疮瘙痒。

用量用法用量：6～15克，煎服。外用：适量。煎汤熏洗。

阳明证，其人喜忘①者，必有畜血②。所以然者，本有久瘀血，故令喜忘，屎虽硬，大便反易，其色必黑者，宜抵当汤下之。

患阳明病，而又健忘的患者，则体内一定有蓄血。由于瘀血久停，气血阻滞，故使人健忘。其大便虽然硬结，但易解出，且颜色一定是黑的，宜用抵当汤攻下瘀血。

【注释】

①喜忘：喜，作"善"字解。言语动静随过随忘，即健忘之意。

②畜血：畜，与"蓄"同，瘀血停留叫蓄血。

阳明病，下之，心中懊侬而烦，胃中有燥屎者，可攻。腹微满，初头硬，后必溏，不可攻之。若有燥屎者，宜大承气汤。

阳明病，泻下之后，心中嘈杂烦闷，肠中有燥屎的，可用攻下法。如果腹部微满，大便必然只是初硬后溏，就不可攻下。如果有燥屎内结的，可以用大承气汤。

患者不解大便五六天，脐腹部疼痛，烦躁不安，定时发作，这是肠中有燥屎阻结，故导致大便秘结。

患者五六日未大便，环绕脐周疼痛，烦躁不安，发作有一定时间，这是因肠中有燥屎阻结，所以大便不通。

患者烦热，汗出则解，又如疟状，日晡所发热者，属阳明也。脉实者，宜下之；脉浮虚者，宜发汗。下之与大承气汤，发汗宜桂枝汤。

患者心烦发热，汗出之后已经解除。可是病又发作，且像疟疾一样，每至午后定时发热，这是属于阳明里热。脉实有力的，治宜下法；脉象浮虚的，治宜汗法。攻下可用大承气汤，发汗可用桂枝汤。

大下后，六七日不大便，烦不解，腹满痛者，此有燥屎也。所以然者，本有宿食故也，宜大承气汤。

用峻泻药攻下后，患者又出现六七天不解大便，烦躁不解，腹部胀满疼痛的，这是肠中有燥屎的缘故。之所以这样，是因为下后余热未尽，与肠内宿食相结合而成燥屎，治疗时适宜用大承气汤。

患者小便不利，大便乍难乍易，时有微热，喘冒①不能卧者，有燥屎也，宜大承气汤。

患者小便不利，大便忽而困难，忽而容易，体表时有轻微发热，喘息昏冒不能安卧的，这是因燥屎阻结所致，治宜大承气汤。

【注释】

①喘冒：喘，因实邪壅滞，气息

不畅而喘；冒，因浊气上逆，而头目昏冒。

食谷欲呕[①]，属阳明也。吴茱萸汤主之。得汤反剧者，属上焦也。

患者进食后想呕吐的，属阳明胃寒症，主治可用吴茱萸汤。若服吴茱萸汤后呕吐反而增剧的，则不属胃中虚寒，而是上焦有热。

【注释】

①食谷欲呕：当进食时气逆要呕。

吴茱萸汤方

吴茱萸汤重用姜，人参大枣共煎尝，厥阴头痛胃寒呕，温中补虚降逆良。

药物组成：吴茱萸（汤洗七遍）6克，人参4克，生姜8克，大枣（擘）12枚。

功能主治：温中补虚，降逆止呕。治胃中虚寒，食谷欲呕，或呕而胸满，少阴吐利，手足逆冷，烦躁欲死，厥阴头痛，吐涎沫。

用法用量：上四味，以水1升，煮取400毫升，去滓，温服100毫升，日服三次。

加减化裁：若呕吐较甚者，加半夏、陈皮、砂仁以增强和胃止呕之功；头痛较甚者，加川芎以加强止痛之功；肝胃虚寒重证，加干姜、小茴香温里祛寒。

方义方解：本证多由肝胃虚寒，浊阴上逆所致，治疗以温中补虚，降逆止呕为主。肝胃虚寒，胃失和降，浊阴上逆，故见食后泛泛欲吐，或呕吐酸水，或干呕，或吐清涎冷沫；厥阴之脉夹胃属肝，上行与督脉会于头顶部，胃中浊阴循肝经上扰于头，故见巅顶头痛；浊阴阻滞，气机不利，故见胸满脘痛；肝胃虚寒，阳虚失温，故畏寒肢冷；脾胃同居中焦，胃病及脾，脾不升清，故见大便泄泻；舌淡苔白滑，脉沉弦而迟，均为虚寒之象。方中吴茱萸味辛苦而性热，既能温胃暖肝祛寒，又能和胃降逆止呕，为君药。生姜温胃散寒，降逆止呕，为臣药；人参益气健脾，为佐药；大枣甘平，合人参益脾气，为使药。诸药合用，共奏温补降逆之功。

运用：本方用于肝胃虚寒，浊阴上逆证，临床应用以食后泛泛欲吐，或呕吐酸水，或吐清涎冷沫，畏寒肢冷，舌淡苔白滑，脉沉弦或迟为辨证要点。

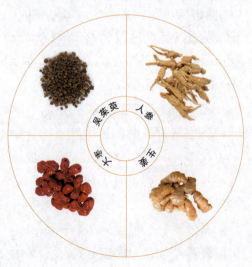

辨阳明病脉证并治法第八

太阳病，寸缓、关浮、尺弱，其人发热汗出，复恶寒，不呕，但心下痞者，此以医下之也。如其不下者，患者不恶寒而渴者，此转属阳明也。小便数者，大便必硬，不更衣十日，无所苦也。渴欲饮水，少少与之，但以法救之。渴者宜五苓散。

太阳病，寸部脉缓，关部脉浮，尺部脉弱，患者发热，汗出，怕冷，不呕吐，心下痞满不适的，这是医生误用攻下所致。若无误下，患者出现不怕冷而口渴的，这是邪传阳明。若小便次数多的，大便一定干硬，其人虽然十余天不解大便，也不会有什么痛苦。若是胃中津液不足所致的口渴想要喝水的，可以给予少量汤水，以补充津液，只要津液恢复了，则病可愈。若是水饮内蓄、气不化津所致的口渴的，宜用五苓散通阳化气行水。若是其他原因所致口渴的，可根据病情，依法施治。

脉阳微①而汗出少者，为自和也；汗出多者，为太过。阳脉实②，因发其汗，出多者，亦为太过。太过者，为阳绝于里③，亡津液，大便因硬也。

脉象浮虚无力，而微有汗出的，是邪去表和，病将痊愈。如果汗出得多，就是太过。脉象浮盛有力，由于发其汗而汗出多的，也是太过。太过则阴液耗伤，致阳气独盛于里，胃肠津液缺乏，大便因而干硬。

【注释】

①脉阳微：脉浮虚无力。
②阳脉实：脉浮盛有力。
③阳绝于里：阳气独盛于里。

脉浮而芤①，浮为阳，芤为阴，浮芤相搏，胃气生热，其阳则绝。

脉浮而芤，浮主阳气盛，芤主阴血虚，浮脉与芤脉相合，胃气偏亢则生热，阳热亢盛至极，阴液亏虚，而大便硬结之症便形成了。

【注释】

①芤：脉中空无力，状如葱管，故名为芤，主治阴血不足。

跌阳①脉浮而涩，浮则胃气强，涩则小便数，浮涩相搏，大便则硬，其脾为约，麻子仁丸主之。

跌阳脉浮而涩，浮主胃热盛，涩因小便数而津液偏渗，浮脉与涩脉同时并见，表明肠燥便硬，这是脾的功能被胃热所约束，不得正常输布，用麻子仁丸主治。

【注释】

①跌阳：冲阳穴，在足背第二、第三蹠骨间，属足阳明胃经。

麻子仁丸方

麻子仁丸治脾约，枳朴大黄麻杏芍，
胃燥津枯便难解，润肠泻热功效确。

别名：麻仁丸（《类证活人书》卷十五）、脾约麻仁丸（《太平惠民和剂局方》卷六)。

药物组成： 麻子仁、大黄（去皮）各500克，芍药、枳实（炙）、厚朴（炙，去皮）、杏仁（去皮、尖，熬，别作脂）各250克。

功能主治： 润肠通便。治肠胃燥热，津液不足，大便秘结，小便频数。现用于习惯性便秘见有上述症状者。

用法用量： 上六味，蜜和丸，如梧桐子大，饮服十丸，日三服，渐加，以知为度。

现代用法： 上药为末，炼蜜为丸，每次9克，1～2次，温开水送服。亦可按原方用量比例酌减，改汤剂煎服。

注意： 本方虽为润肠缓下之剂，但含有攻下破滞之品，津亏血少者，不宜常服，孕妇慎用。

加减化裁： 痔疮便秘者，可加桃仁、当归以养血和血，润肠通便；痔疮出血属胃肠燥热者，可酌加槐花、地榆以凉血止血；燥热伤津较甚者，可加生地、玄参、石斛以增液通便。

方义方解： 方中麻子仁润肠通便为君；杏仁降气润肠，芍药养阴和营为臣；枳实、厚朴消痞除满，大黄泻下通便，共为佐使。诸药同用，共奏润肠通便之功。

运用： 本方用于胃肠燥热，脾约便秘证。临床应用以大便秘结，小便频数，舌苔微黄少津为辨证要点。

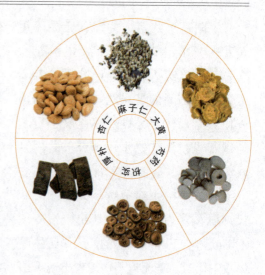

药材档案

火麻仁

别名： 麻仁、火麻、线麻子、大麻仁。

来源： 为桑科植物大麻的干燥成熟果实。

药材特征： 本品呈卵圆形，长4～5.5毫米，直径2.5～4毫米。表面灰绿色或灰黄色，有微细的白色或棕色网纹，两边有棱，顶端略尖，基部有1圆形果梗痕。果皮薄而脆，易破碎。种皮绿色，子叶2，乳白色，富油性。气微，味淡。

性味归经： 甘，平。归脾、胃、大肠经。

功效主治： 润肠通便。用于血虚津亏，肠燥便秘。

用量用法用量： 10～15克，煎服。打碎入煎。

太阳病三日，发汗不解，蒸蒸发热①者，属胃也，调胃承气汤主之。

太阳病，三天过后，用发汗法治疗而病不除的，高热炽盛的，是转属阳明，主治则用调胃承气汤。

【注释】

①蒸蒸发热：指高热炽盛的样子。

伤寒吐后，腹胀满者，与调胃承气汤。

伤寒，用过吐法以后，腹部胀满的，可治以调胃承气汤。

太阳病，若吐、若下、若发汗后，微烦，小便数，大便因硬者，与小承气汤和之愈。

太阳表证，用催吐、攻下或发汗后，出现轻微心烦、小便频数、大便硬结的，用小承气汤和畅胃气、攻下里实，则可痊愈。

得病二三日，脉弱，无太阳、柴胡证，烦躁，心下硬。至四五日，虽能食，以小承气汤，少少与微和之，令小安。至六日，与承气汤一升。若不大便六七日，小便少者，虽不能食，（一云不大便）但初头硬，后必溏，未定成硬，攻之必溏；须小便利，屎定硬，乃可攻之，宜大承气汤。

得病两三日，脉弱，没有太阳症和柴胡症，烦躁不安，胃脘部胀硬。到了四五日，虽然能食，可用小承气汤，但只能给少量以微和胃气，使患者得到小安。到了第六日，再给服小承气汤一升。如果六七日未解大便，小便少的，虽然不能食，也不可大剂攻下，因为仅是初头硬，后必溏薄，未完全燥硬，误用攻下，必解溏薄大便。必须小便利，粪便始完全燥硬，才可攻下，宜用大承气汤。

伤寒六七日，目中不了了①，睛不和②，无表里证③，大便难，身微热者，此为实也，急下之，宜大承气汤。

外感病六七天，出现视物模糊不清，眼球转动不灵活，既无头痛畏寒等表证，又无谵语、腹满痛等里证，大便不易解出，体表有轻微发热的，这是燥热内结成实，而又真阴欲涸，应急下存阴，适宜用大承气汤。

【注释】

①目中不了了：视物不清楚。

②睛不和：眼珠转动不灵活。

③无表里证：没有典型的表证和里实症。也有的认为是无少阳半表半里证。

阳明病，发热汗多者，急下之，宜大承气汤。（一云大柴胡汤）。

阳明燥实症，里热熏蒸而发热汗出很多的，治疗当用大承气汤急下。

发汗不解，腹满痛者，急下之，宜大承气汤。

发汗以后，不仅病未除，反而出现腹部胀满疼痛，是发汗伤津，燥热迅速内结成实，应急下存阴，宜用大承气汤。

腹满不减，减不足言，当下之，宜大承气汤。

腹部胀满持续不减，即使有时略有轻减，也是微不足道，应当治宜下法，可用大承气汤。

阳明少阳合病，必下利，其脉不负①者，为顺也。负者②，失也，互相克贼，名为负也。脉滑而数者，有宿食也，当下之，宜大承气汤。

阳明、少阳两经合病，邪热下迫大肠，势必发生腹泻。若木不克土，而见实大滑数之脉，与阳明实热相符的，为顺症；若木邪克土，纯见少阳弦脉的，为逆症。现脉象滑而数，是阳明有宿食内停、宿滞内阻，应当攻下宿滞，可用大承气汤。

【注释】

①其脉不负：阳明属土，少阳属木，若木不克土，未见少阳之脉，而见阳明之脉，是为"其脉不负"。

②负者：木邪克土，而纯见少阳弦脉，为负、为逆。

患者无表里证，发热七八日，虽脉浮数者，可下之。假令已下，脉数不解，合热则消谷喜饥，至六七日不大便者，有瘀血，宜抵当汤。

患者没有典型的表证和里证，发热已经七八日，虽然脉象浮数，也可以用攻下法。假使用泻下法后，脉数没有改变，并且消谷善饥，这是邪不在胃而热合于血分。到六七日不大便的，有瘀血内结，宜用抵当汤治疗。

若脉数不解，而下不止，必协热便脓血也。

若攻下后脉数不解，而又腹泻不止的，为热邪下迫，势必会出现协热下利、解脓血便的变症。

伤寒发汗已，身目为黄，所以然者，以寒湿在里不解故也。以为不可下也，于寒湿中求之。

伤寒，发汗以后，皮肤与眼睛都发黄，之所以会这样，是因为里有寒湿未得解除的缘故。治疗这种发黄，不可以用下法，应当在寒湿的治法内去寻求。

伤寒七八日，身黄如橘子色，小便不利，腹微满者，茵陈蒿汤主之。

外感病六七天，皮肤发黄如橘子色，小便不通畅，腹部稍感胀满的，主治宜用茵陈蒿汤。

伤寒，身黄发热，栀子柏皮汤主之。

伤寒，周身发黄，并伴有发热的，用栀子柏皮汤主治。

栀子柏皮汤方

别名： 柏皮汤（《鸡峰普济方》卷十）。

药物组成： 栀子10克（劈）、甘草3克（炙）、黄柏6克。

功能主治： 治伤寒身黄发热。

用法用量： 以水400毫升，煮取250毫升，去滓，分二次温服。

方义方解： 甘草培土养中焦之气，

栀子，柏皮，泄湿而清表热。

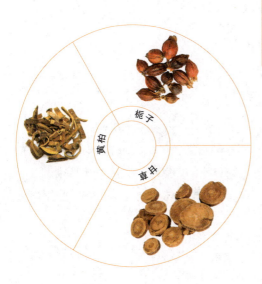

药材档案

黄柏

别名： 元柏、黄檗、檗木。

来源： 为芸香科植物黄皮树的干燥树皮。

药材特征： 本品呈板片状或浅槽状，长宽不一，厚1～6毫米。外表面黄褐色或黄棕色，平坦或具纵沟纹，有的可见皮孔痕及残存的灰褐色粗皮；内表面暗黄色或淡棕色，具细密的纵棱纹。体轻，质硬，断面纤维性，呈裂片状分层，深黄色。气微，味极苦，嚼之有黏性。

性味归经： 苦，寒。归肾、膀胱经。

功效主治： 清热燥湿，泻火除蒸，解毒疗疮。用于湿热泻痢，黄疸尿赤，带下阴痒，热淋涩痛，脚气痿躄，骨蒸劳热，盗汗，遗精，疮疡肿毒，湿疹瘙痒。盐黄柏滋阴降火。用于阴虚火旺，盗汗骨蒸。

用量用法用量： 3～12克，煎服。外用：适量。

> 伤寒，瘀热在里，身必发黄，麻黄连轺赤小豆汤主之。

外感病，湿热郁滞在里，身体必定发黄，若兼有头痛、畏寒、无汗、身痒等表证的，主治宜用麻黄连轺赤小豆汤。

麻黄连轺赤小豆汤方

麻黄连轺赤豆汤，湿热兼表身发黄，
麻翘姜草梓皮枣，杏仁赤豆煮潦浆。

别名： 麻黄连翘汤（《医学纲目》卷三十一）。

药物组成： 麻黄（去节）、连轺（即连翘根）、生姜、甘草（炙）、杏仁各6克，大枣（擘）12枚、赤小豆、生梓白皮（切）各10克。

功能主治： 解表发汗，清热利湿。治阳黄兼表证。发热恶寒，无汗身痒，周身黄染如橘色，脉浮滑。

用法用量： 上八味，以水1升，先煮麻黄，去上沫，纳诸药，煮取300毫升，去滓，分二次温服。

方义方解： 方中麻黄、杏仁、生姜辛散表邪，宣发郁热；连轺、生梓白皮、赤小豆清泄湿热；大枣、甘草调和脾胃。诸药合用，使表里宣通，湿热得以清泄，表解里和而黄疸可愈。

图解伤寒论

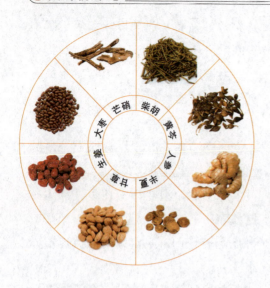

药材档案

赤小豆

别名：赤豆、红小豆。

性味归经：甘、酸，平。归心、小肠经。

功效主治：利水消肿，解毒排脓。本品性善下行，内能通利水道以利水消肿；外可清血分热毒而解毒消肿。

用量用法：10～30克，煎服。外用：适量。

卷五 图解伤寒论 辨少阳病脉证并治第九

【本篇精华】

1. 少阳病的病症；
2. 少阳病的治疗方法。

【原文】→【译文】

少阳之为病，口苦、咽干、目眩①也。

少阳病的主要症候，是口苦、咽喉干燥、头晕目眩。

【注释】

①目眩：头晕目眩，视物昏花。

少阳中风①，两耳无所闻，目赤，胸中满而烦者，不可吐下，吐下则悸而惊。

少阳感受了风邪，两耳聋听不到声音，眼睛发红，胸中满闷而烦扰不宁，不可用吐法和下法；如误用吐下，会引起心悸和惊惕的变症。

【注释】

①中风：此处当是感受风热之邪。

伤寒脉弦细，头痛发热者，属少阳。少阳不可发汗，发汗则谵语，此属胃。胃和则愈；胃不和，则烦而悸。（一云躁）。

外感病，脉象弦细，头痛发热的，是症属少阳。少阳病不能用发汗法治疗，误发其汗，津液受损，津伤胃燥，邪传阳明，就会出现谵语的症状。若通过治疗，胃气得以调和，则会痊愈；若胃气不和，则会出现烦躁、心悸的变症。

本太阳病不解，转入少阳者，胁下硬满，干呕不能食，往来寒热，尚未吐下，脉沉紧者，与小柴胡汤。

原患太阳病，未解除，病邪传入少阳，出现胁下痞硬胀满，干呕，不能进食，发热怕冷交替而作，若未使用涌吐或攻下法，而见脉沉紧的，治疗时可用小柴胡汤。

若已吐、下、发汗、温针，谵语，柴胡汤证罢，此为坏病。知犯何逆，以法治之。

假如已用过催吐、泻下、发汗、温针等治疗方法，患者言语谵妄，而柴胡汤症全不存在，这已成为坏病。应详审其属于何种误治的病变特点，选择适当的方法来治疗。

三阳合病，脉浮大，上关上①，但欲眠睡，目合则汗。

太阳、阳明、少阳三经同时皆病，其脉浮大而弦直，只想睡眠，眼睛闭合则会出汗。

【注释】

①上关上：脉象浮大而长，从关部上至寸口的意思。

伤寒六七日，无大热，其人躁烦者，此为阳去入阴①故也。

病伤寒六七日，体表没有大热，患者躁扰心烦不安的，这是外邪去表入里的缘故。

【注释】

①阳去入阴：去表入里的意思。

伤寒三日，三阳为尽，三阴当受邪，其人反能食而不呕，此为三阴不受邪也。

外感病第三天，邪气已传尽三阳经，应当传入三阴经。此时，若患者反而能够饮食而不呕吐的，是邪气未传入三阴经。

伤寒三日，病在少阳，脉象小的，为病将转愈。

少阳病即将解除的时间，多在早晨三时至九时之间。

伤寒论 卷六

卷六 图解伤寒论 辨太阴病脉证并治第十

【本篇精华】

1. 太阴病的病症；
2. 太阴病的治疗方法。

【原文】→【译文】

太阴之为病，腹满而吐，食不下，自利①益甚，时腹自痛。若下之，必胸下结硬②。

太阴病的主要症候特征是，腹部胀满，呕吐，吃不进饭，腹泻特别厉害，腹部时时疼痛。若误用攻下，则会导致胃脘部痞结胀硬。

【注释】

①自利：不因攻下而自泻利。
②胸下结硬：胃脘部痞结胀硬。

太阴中风，四肢烦疼，阳微阴涩①而长者，为欲愈。

太阴中风，四肢疼痛而烦扰无措，脉搏由微涩而转变为长脉，这是将要痊愈的征象。

【注释】

①阳微阴涩：此处阴阳作浮沉释，即浮取而微，沉取而涩。

太阴病，欲解时，从亥至丑上①。

太阴病即将解除的时间，大多在二十二时至深夜二时之间。

【注释】

①从亥至丑上：夜晚十时至深夜二时。

太阴病，脉浮者，可发汗，宜桂枝汤。

太阴病，如果见到表证而脉浮的，可用桂枝汤解肌发汗。

自利不渴者，属太阴，以其脏有寒①故也，当温之，宜服四逆辈②。

腹泻而口不渴的，属于太阴病，是因为脾脏虚寒的缘故，应当以温里法进行治疗，宜服用四逆汤一类的方药。

【注释】

①脏有寒：太阴脾脏虚寒。

②四逆辈：四逆汤一类的方药，应包括理中汤在内。

伤寒脉浮而缓，手足自温者，系在太阴①；太阴当发身黄，若小便自利者，不能发黄；至七八日，虽暴烦下利，日十余行，必自止，以脾家实②，腐秽③当去故也。

外感病，脉象浮而缓，手足自然温暖的，是病属太阴。太阴寒湿内郁，全身应显发黄，若小便通畅的，则湿能下泄，不会形成发黄症。到了七八天，患者突然出现心烦、一日腹泻十多次的，则其腹泻一定会自行停止。这是脾阳恢复，胃肠机能恢复正常，推荡腐秽积滞之物从下而去所致。

【注释】

①系在太阴：属于太阴。

②脾家实：此处"实"字并非指邪实，乃是脾阳恢复。

③腐秽：肠中腐败秽浊的物质。

本太阳病，医反下之，因尔腹满时痛者，属太阴也，桂枝加芍药汤主之；大实痛者，桂枝加大黄汤主之。

本是太阳病，医生反用攻下药，因而引起腹中胀满，并时时腹痛的，这是因误下邪陷太阴，当用桂枝加芍药汤主治；如果肠中有积滞而大实痛的，当用桂枝加大黄汤治疗。

桂枝加芍药汤方

桂枝加芍腹痛诊，此病原来属太阴，慢性菌痢久不已，脉沉弦缓是指针。

药物组成：桂枝、生姜各45克，芍药90克，甘草（炙）30克，大枣12枚。

功能主治：温脾和中，缓急止痛。治本太阳病，医反下之，因而腹满时痛，病属太阴者。

用法用量：上五味，以水700毫升，煮取300毫升，去滓，分三次温服。

方义方解：①《伤寒贯珠集》：桂枝所以越外入之邪，芍药所以安伤下之阴也。按《金匮》云：伤寒阳脉涩、阴脉弦，法当腹中急痛者，与小建中汤；不瘥者，与小柴胡汤。此亦邪陷阴中之故。而桂枝加芍药，亦小建中之意，不用胶饴者，以其腹满，不欲更以甘味增满耳。②《古方选注》：桂枝加芍药汤，此用阴和阳法也，其妙即以太阳之方，求治太阴之病。腹满时痛，阴道虚也，将芍药1味倍加3两，佐以甘草，酸甘相辅，恰合太阴之主药；且倍加芍药，又能监桂枝深入阴分，升举其阳，辟太阳陷入太阴之邪。复有姜、枣为之调和，则太阳之阳邪，不留滞于太阴矣。

禁忌：斟酌。

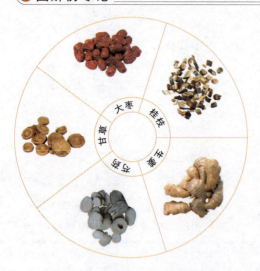

加芍药加大黄汤，大实腹痛较重，于痛故于加芍药外，复加大黄以泄实。或疑为桂枝汤原方加大黄不倍芍药者，不知经方之妙用者也。不言加芍药者，犹茯苓四逆汤，从人参四逆汤来，不言加人参也。

太阴为病，脉弱，其人续自便利，设当行①大黄、芍药者，宜减之，以其人胃气弱，易动故也。

太阴病，脉象弱，患者虽暂时没有腹泻，其后一定续发腹泻。对于此类患者，若应当使用大黄、芍药的，也应当减量使用。这是因为患者脾胃之气虚弱，容易受到损伤。

桂枝加大黄汤方

桂加大黄治腹痛，太阴阳明表里病，调和气血泻结滞，胃弱之人宜慎用。

药物组成：桂枝（去皮）、生姜（切）各9克，芍药18克，大黄、甘草（炙）各6克，大枣（擘）12枚。

功能主治：治本太阳病，医反下之，因而腹满大实痛者。

用法用量：上六味，以水700毫升，煮取300毫升，去滓，每次温服100毫升，日三服。

方义方解：《经方例释》：此桂枝加芍药汤加大黄也。依例当云桂枝

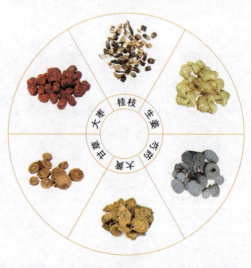

卷六 图解伤寒论
辨少阴病脉证并治第十一

【本篇精华】

1. 少阴病的病症；
2. 少阴病的治疗方法。

【原文】→【译文】

少阴之为病，脉微细①，但欲寐②也。

少阴病的症候特征，为脉象微细，精神萎靡、神志迷糊欲睡。

【注释】

①脉微细：微是指脉的搏动轻微无力，属于阳气衰弱；细是脉的形态细小，属于营血不足。

②但欲寐：迷迷糊糊、似睡非睡的状态。

少阴病，欲吐不吐①，心烦但欲寐，五六日，自利而渴者，属少阴也，虚故引水自救；若小便色白者，少阴病形悉具，小便白者，以下焦②虚有寒，不能制水，故令色白也。

患者欲吐而又不能吐，心里发烦，精神萎靡，只想睡觉。到了第五、六日，腹泻而口渴的，属于少阴病症，这种口渴，是因津液不足而引水以自救。如果小便色白，则少阴病阳虚的症状完全具备。小便色白，是因为下焦虚寒，不能化气制水，所以会颜色清白。

【注释】

①欲吐不吐：要吐而又不得吐出的状态。

②下焦：这里指肾脏。

患者脉阴阳俱紧，反汗出者，亡阳也，此属少阴，法当咽痛而复吐利。

寸关尺三部脉都沉紧，紧脉主寒，患者本应当无汗，却反而汗出的，是阳气外亡的征象，这属于少阴亡阳证，理应呈现呕吐、腹泻、咽喉疼痛等证。

少阴病，咳而下利谵语者，被火气劫故也，小便必难，以强责①少阴汗也。

患少阴病的人，咳嗽，腹泻，又有谵语的症状，这是因误用火法，强发少阴之汗，劫耗津液的缘故，小便必然艰涩难下。

【注释】

①强责：过分强求的意思。强责少阴汗，是不当发汗而强用发汗的方法。

少阴病，脉细沉数，病为在里，不可发汗。

少阴病，脉象沉细数，是病在里，治疗时不宜用发汗法。

少阴病，脉微，不可发汗，亡阳故也；阳已虚，尺脉弱涩者，复不可下之。

少阴病，脉搏呈现若有若无的微象，这是阳气大虚，不可用发汗药治疗。阳已虚，而尺部脉搏弱涩的，是阴亦虚，也不可用泻下剂。

少阴病，八九日，一身手足尽热者，以热在膀胱，必便血也。

患了少阴病，到了八九日，全身和手足都发热，这是热在膀胱，必将引起小便下血。

少阴病，但厥无汗，而强发之，必动其血，未知从何道出，或从口鼻，或从目出，是名下厥上竭①，为难治。

少阴病，仅见四肢厥冷和无汗，却强行发汗，势必伤经动血而引起出血，其出血部位难以预测，有的从鼻出，有的从眼睛出，即所谓的下厥上竭，属难治之症。

【注释】

①下厥上竭：厥逆因于下焦阳虚，故称下厥；阴血因上出而耗竭，故称上竭。

少阴病，恶寒身蜷而利，手足逆冷者，不治。

少阴病，恶寒怕冷，身体蜷卧而下利，手足逆冷的，预后不良。

少阴病，吐利躁烦，四逆者死。

少阴病，呕吐，腹泻，神昏躁扰不宁的，属于死候。

少阴病，下利止而头眩，时时自冒①者，死。

少阴病，下利虽然停止，而头部眩晕，并且时时眼前昏黑的，为死候。

【注释】

①自冒：冒者，如以物冒首之状，这里是指眼发昏黑，目无所见的昏晕而言。

少阴病，始得之，反发热，脉沉者，麻黄细辛附子汤主之。

少阴病，刚开始得病，既有发热等表证，又见脉沉的，是少阴阳虚兼太阳表证，主治宜用麻黄细辛附子汤。

麻黄附子细辛汤方

麻黄细辛附子汤，发表温经两法彰，若非表里相兼治，少阴反热易能康。

药物组成：麻黄、附子、细辛。温经解表。素体阳虚，外感风寒证。发热、恶寒甚剧，虽厚衣重被，其寒不解，神疲欲寐，脉沉微。喑哑。突发声音嘶哑，甚至失音不语，或咽喉疼痛，恶寒发热，神疲欲寐，舌淡苔白，脉沉无力。

用法用量：以上三味，以水一斗，先煮麻黄，减二升，去沫，内诸药，煮取三升，去滓，温服一升，日三服。

化裁方比较：麻黄细辛附子汤与再造散皆有助阳解表功用。但前方以麻黄与附子、细辛相配，为专于助阳发汗之剂，宜于素体阳虚，复感寒邪者；后方不仅用桂枝、羌活、防风、细辛及附子，更配大补元气之人参、黄芪，敛阴和营之白芍，故助阳解表之中，兼有益气健脾、调和营卫之功，宜于阳虚气弱，外感风寒者。

方义方解：本证由素体阳虚、复感风寒所致。治疗方法以温经解表为主。素体阳虚，应不发热，今反发热，并恶寒剧甚，虽厚衣重被，其寒不解，是外受风寒，邪正相争所致；表证脉当浮，今脉象反沉微，兼见神疲欲寐，是知阳气已虚。此阳气外感，表里俱寒证。方中麻黄辛温，发汗解表为君药。附子辛热，温肾助阳，为臣药。二药配合，相辅相成，为助阳解表的常用组合。细辛归肺肾二经，方香气浓，性善走窜，通彻表里，既能祛风散寒，助麻黄解表，又可鼓动肾中真阳之气，协助附子温里，为佐药。

配伍特点：方中麻黄散寒宣肺，附子温肾助阳，细辛协二药辛通上下，合用则具宣上温下，开窍启闭之功。三药合用，补散兼施，是表散外感风寒之邪，温补在里之阳气。

运用：本方用于素体阳虚，外感风寒证。临床应用以发热、恶寒甚剧，虽厚衣重被，其寒不解，神疲欲寐，脉沉微为辨证要点。

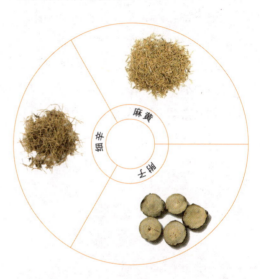

少阴病，得之二三日，麻黄附子甘草汤微发汗，以二三日无证，故微发汗也。

少阴病，得病两三天时，既有发热等表证，也有少阴阳虚症，用麻黄附子甘草汤温阳微汗解表。因为病才两三天，尚无吐、利等里证，故用温阳微汗解表法。

麻黄附子甘草汤方

麻黄附子甘草汤，伤寒两感阳气伤，
此方原来无里证，助阳发汗保安康。

药物组成： 麻黄（去节）6克、甘草（炙）6克、附子（炮）3克。

功能主治： 解表散寒，固本通阳。少阴病，恶寒身疼，无汗，微发热，脉沉微者。

用法用量： 上三味，用水700毫升，先煮麻黄一二沸，去上沫，纳诸药，煮取300毫升，去滓，分二次温服。

配伍特点： 麻黄、附子一散一补，固本通阳，则病去而不伤阳气。

加减化裁： 若表证微热，受寒较轻者，去细辛加甘草。

方义方解： 麻黄附子汤中麻黄散寒，附子固护表里之阳，且助麻黄、甘草通阳散邪。邪出而真阳不出。

黄连阿胶汤方

黄连阿胶鸡子黄，黄芩白芍共成方，
水亏火炽烦不卧，滋阴降火自然康。

药物组成： 黄连12克，黄芩、芍药各6克，鸡子黄2枚，阿胶9克。

功能主治： 养阴泻火，益肾宁心。治少阴病，得之二三日以上，心中烦，不得卧。

用法用量： 上五味，以水1.2升，先煎三物，取600毫升，去滓，入阿胶烊尽，稍冷，入鸡子黄，搅匀，每次温服200毫升，日三服。

方义方解： 方中黄连泻心火，阿胶益肾水，黄芩佐黄连，则清火力大；芍药佐阿胶，则益水力强。妙在鸡子黄，乃滋肾阴，养心血而安神，数药合用，则肾水可旺，心火可清，心肾交通，水火既济，诸证悉平。

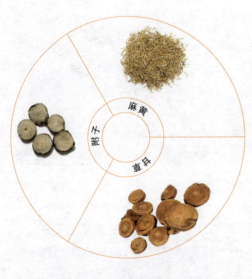

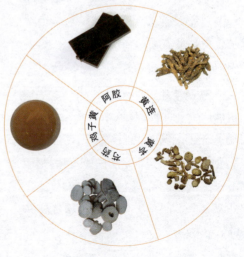

少阴病，得之两三日以上，心中烦，不得卧，黄连阿胶汤主之。

少阴病，得病两三天以上，心中烦躁不安，不能够安眠的，主治宜用黄连阿胶汤。

药材档案

鸡子黄

别名： 鸡卵黄。

性味归经： 甘，平。归心、肺、肾经。

功能主治： 滋阴润燥，养血息风。本品味甘主补，药性平和，入心、肺、肾经，有滋阴润燥；养血息风之功。也为国民膳食中主要食品。

用量用法： 生服。

少阴病，得之一二日，口中和①，其背恶寒者，当灸之，附子汤主之。

少阴病，患病两三天，口中不苦不燥不渴，患者背部怕冷的，当用艾灸灸少阴经穴，主治宜用附子汤。

【注释】

①口中和：口不苦，也不燥渴。

附子汤方

附子汤治背恶寒，脉沉口和阳气残，参附苓术芍药共，更治妊娠腹如扇。

药物组成： 附子（炮）15 克，茯苓 9 克，人参 6 克，白术 12 克，芍药 9 克。

功能主治： 温经助阳，祛寒除湿。治少阴阳虚，寒湿内侵，背恶寒，身体骨节疼痛，口中和，手足寒，脉沉者。

用法用量： 上五味，以水 600 毫升，煮取 300 毫升，去滓，温服 100 毫升，日三服。

方义方解： 方中重用炮附子温经壮阳；人参补益元气；茯苓、白术健脾化湿；芍药和营止痛。诸药合用，共奏温经助阳，祛寒除湿之功。

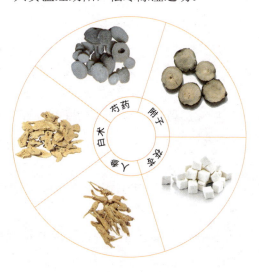

少阴病，身体痛，手足寒，骨节痛，脉沉者，附子汤主之。

少阴病，身体疼痛，骨关节疼痛，手足冷，脉象沉的，主治宜用附子汤。

少阴病，下利便脓血者，桃花汤主之。

少阴病，下利滑脱而有脓血的，用桃花汤主治。

桃花汤方

桃花汤中赤石脂，干姜粳米共用之，虚寒下痢便脓血，温涩止痢服之宜。

药物组成： 赤石脂 30 克（一半全用，一半筛末），干姜 9 克，粳米 30 克。

功能主治： 温中涩肠。治久痢不愈，便脓血，色黯不鲜，腹痛喜温喜按，舌质淡苔白，脉迟弱，或微细。现用于痢疾后期、伤寒肠出血、慢性肠炎、溃疡病、带下等属于脾肾阳虚者。

用法用量： 上三味，以水700毫升，煮米令熟，去滓，温服150毫升，纳赤石脂末5克，日三服。若一服愈，余勿服。

加减化裁： 若阳虚阴寒较盛者，加附子、肉桂温肾暖脾以散阴寒；腹痛甚者，加当归、白芍养血柔肝以止痛；久泻滑脱不禁者，加党参、煨肉豆蔻以益气涩肠固脱。

方义方解： 本方所治久痢，属于脾肾阳气衰微所致。方中赤石脂涩肠固脱为君；干姜温中祛寒为臣；粳米养胃和中为佐使，助赤石脂、干姜以厚肠胃。诸药合用，共奏温中涩肠之效。

运用： 本方常用于脾阳虚衰，肠失固摄之证。临床以久痢不愈，腹痛喜温喜按，舌淡苔白，脉迟弱为辨证要点。

药材档案

赤石脂

药材特征： 为单斜晶系的多水高岭。本品为块状集合体，呈不规则块状，大小不一。表面粉红色、红色至紫红色，或有红白相间的花纹，断面有的具蜡样光泽，疏松多孔的具土样光泽。质软，易碎，硬度1～2，比重2.0～2.2，吸水性强，用舌舐之黏舌，具土腥气，不溶于水，能溶于酸类。味淡，嚼之无沙粒感。

性味归经： 甘、酸、涩，温。归大肠、胃经。

功效主治： 涩肠止泻，收敛止血，生肌敛疮。本品味酸涩，性温和，入大肠、胃两经，功专收敛，故可涩肠止泻、止血；又具甘温之性，故可生肌敛疮。

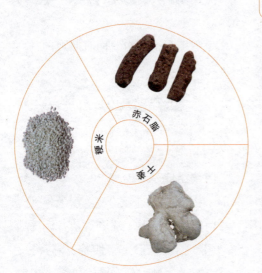

> 少阴病，二三日至四五日，腹痛，小便不利，下利不止，便脓血者，桃花汤主之。

少阴虚寒症，得病两三天至四五天时，腹中疼痛，小便不通畅，腹泻滑脱不尽，大便带脓血的，主治宜用桃花汤。

> 少阴病，下利便脓血者，可刺①。

少阴病，腹泻、大便有脓血的，可以用针刺法治疗。

【注释】

①可刺：可以用针刺的方法。

少阴病，吐利，手足逆冷，烦躁欲死者，吴茱萸汤主之。

少阴虚寒症，呕吐频剧，腹泻，手足发凉，烦躁不安、心中难受的，主治宜用吴茱萸汤。

少阴病，下利，咽痛，胸满，心烦者，猪肤汤主之。

少阴病，腹泻，咽喉疼痛，胸部闷满而心烦的，用猪肤汤主治。

猪肤汤方

猪肤斤许用水煎，水煎减半滓须捐，
再投粉蜜熬香服，少阴咽痛利且烦。

药物组成：猪肤1斤。

功能主治：引少阴之虚火下达。甘咸润纳。少阴病，下利咽痛，胸满心烦。

用法用量：上以水1斗，煮取5升，去滓，加白蜜1升，白粉5合，熬香，和令相得。分6次温服。

方义方解：方中猪皮甘凉，含蛋白质、脂肪、角质等，尤以胶汁多，可以滋阴益血，滋润皮肤；白蜜甘凉，滋阴润燥，调脾胃，通三焦，泽肌肤。

伤寒论少阴病，二三日，咽痛者，可与甘草汤；不差①者，与桔梗汤。

少阴病，得病两三天，咽喉疼痛的，可用甘草汤；若服药后仍不见好转的，用桔梗汤治疗。

【注释】

①差：病势减轻的意思。

甘草汤方

甘草名汤咽痛求，生用一两不多收，
莫道此是中焦药，清解少阴效最优。

别名：温液汤（《千金翼方》卷十五）。

药物组成：甘草6克。

功能主治：清热解毒。治少阴咽痛，兼治舌肿。

用法用量：上一味，以水600毫升，煮取300毫升，去滓。每次温服150毫升，一日二次。

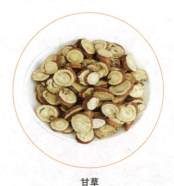

甘草

桔梗汤方

甘草桔梗治咽痛，消炎解毒妙堪用，
阴中伏热结于喉，切忌苦寒投此证。

别名：如圣汤（《太平惠民和剂局方》卷七）。

药物组成：桔梗3克，甘草6克。

功能主治：宣肺利咽，清热解毒。治风邪热毒客于少阴，上攻咽喉，咽痛喉痹，风热郁肺，致成肺痈，咳嗽，胸满振寒，咽干不渴，时出浊沫，气息腥臭，久则吐脓者。

用法用量：以水 300 毫升，煮取 210 毫升，去滓，分二次温服。

用法用量：将醋、半夏入锅内浸泡 24 小时，煮沸捞弃半夏，加入苯甲酸钠（量按药液的 0.5％加），过滤，分装 100 毫升瓶备用。每次服 10 毫升，每日 1～2 次。

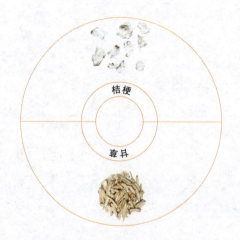

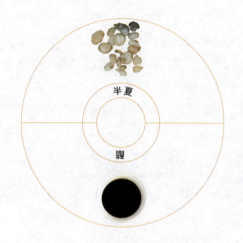

少阴病，咽中伤，生疮①，不能语言，声不出者，苦酒②汤主之。

少阴病，咽喉部受到创伤，发生破溃，不可言语，且说话发不出声音的，用苦酒汤主治。

少阴病，咽中痛，半夏散及汤主之。

少阴病，咽喉中疼痛，主治可用半夏散或半夏汤。

半夏散及汤方

半夏研散或用汤，少阴咽痛效最彰，半夏桂甘煎少与，微冷慢呷不用忙。

药物组成：桂枝（去皮）、炙甘草、半夏（洗）各 10 克。

功能主治：具有祛风散寒、化痰利咽的功效。主要治疗咽痛、喉痹。

用法用量：白饮和服方寸匕，日三服。若不能服散者，以水一升，煎七沸，纳散两方寸匕，更煎三沸，下火令小冷，少少咽之。

少阴病，下利，白通汤主之。

【注释】

①生疮：咽喉部创伤破溃。
②苦酒：酸醋。

苦酒汤方

半夏一枚十四开，鸡清苦酒搅几回，刀环捧壳煎三沸，咽痛频吞绝妙哉。

药物组成：半夏（砸碎）500 克，醋 2500 毫升。

功能主治：燥湿化痰，活血祛瘀，消肿止痛。主痰湿结聚，气血瘀滞。

辨少阴病脉证并治第十一 卷六

少阴虚寒症，腹泻的，主治宜用白通汤。

白通汤方

四逆加葱去甘草，方名白通擅通阳。

药物组成：附子15克，干姜6克，葱白四根。

功能主治：破阴回阳，宣通上下。少阴病阴盛戴阳证。手足厥逆，下利，脉微，面赤者。

用法用量：上三味，以水3升，煮取1升，去滓，分温再服。

加减化裁：若"利不止，厥逆无脉，干呕，烦者"，加猪胆汁5毫升，人尿25毫升，名"白通加猪胆汁汤"。

方义方解：因下利甚者，阴液必伤，所以减干姜之燥热，寓有护阴之意。若利不止，厥逆无脉，干呕烦者，是阴寒盛于里，阳气欲上脱，阴气欲下脱之危象，所以急当用大辛大热之剂通阳复脉，并加胆汁、人尿滋阴以和阳，是反佐之法。原文有"服汤，脉暴出者死，微续者生。"方后还有"若无胆，亦可用"，可知重在人尿。这些都是白通加猪胆汁汤证治精细之处，与通脉四逆汤之"无猪胆，以羊胆代之"之反佐法，皆有深意，须详加领悟。

少阴病，下利，脉微者，与白通汤。利不止，厥逆无脉，干呕烦者，白通加猪胆汁汤主之。服汤脉暴出者死，微续者生。

少阴病，腹泻，脉象微的，可用白通汤治疗。若服药后腹泻不止，四肢冰冷，且摸不到脉搏，干呕，心中烦躁不安的，是阴盛格阳所致，用白通加猪胆汁汤主治。服药后，脉搏突然出现的，是阴液枯竭、孤阳外脱的征象，预后不良；服药后脉搏逐渐恢复的，是阴液未竭、阳气渐复的征象，预后较好。

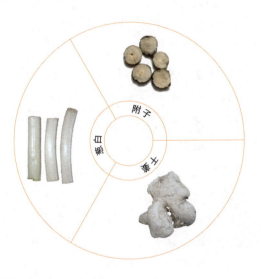

药材档案

葱白

性味归经：辛，温。归肺、胃经。

功效主治：发散风寒，发汗解表，通阳。本品辛温通散，能宣通上下，通达表里，外可散风寒发汗以解表，内能散寒凝通阳气以止痛。

用量用法：3～10克，水煎服。外用：适量。

白通加猪胆汁方

白通加尿猪胆汁，干姜附子兼葱白，
热因寒用妙义深，阴盛格阳厥无脉。

药物组成：葱白4茎，干姜3克，附子10克（生），人尿15毫升，猪胆汁3毫升。

功能主治：破阴回阳，宣通上下。治少阴病，利不止，厥逆无脉，干呕而烦者。

用法用量：上五味，以水600毫升，煮取200毫升，去滓，纳胆汁、人尿，和令相得，分温再服。若无胆，亦可用。

加减化裁：寒甚者，加桂枝、吴茱萸；气虚明显者，加人参、白术；心烦者，加五味子、桂枝；血虚者，加当归、白芍；喘咳甚者，合葶苈大枣泻肺汤；血瘀重者，加丹参、当归、砂仁、檀香。

方义方解：方中大辛大热的附子温肾壮阳，祛寒救逆，干姜温阳散寒，葱白辛温，宣通上下阳气，以通阳散寒。阴寒太盛会格拒阳药，所以又佐以苦寒猪胆汁、咸寒童尿为引，使热药能入里发挥作用，此为反佐之用（即是热因寒用的妙义深）。除此，两药咸寒苦降，可滋阴和阳，引虚阳下入阴中。共奏破阴回阳、宣通上下、兼反佐之功。

运用：肾阳衰微，阴寒太盛，把虚阳格拒于外（实为格阳于上）为本方的主证。因肾为水火之脏，阴阳互根，真阳虚衰，真阴亦衰竭，且下利不止也伤阴，故阴伤为本方的兼症。干呕而烦为本方的次要症状。

下利不止，厥逆无脉，干呕，心烦为本方辨证要点。现在常用于治疗心力衰竭，中毒性消化不良，急性或慢性肠胃炎吐泻过多或急性病大汗而见休克者。

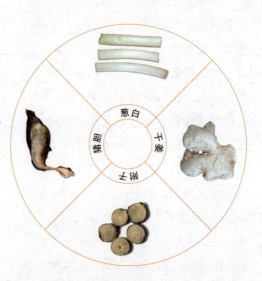

> 少阴病，二三日不已，至四五日，腹痛，小便不利，四肢沉重疼痛，自下利者，此为有水气，其人或咳，或小便利，或下利，或呕者，真武汤主之。

少阴病，两三天未好，到了四五天，出现腹中疼痛，小便不通畅，四肢沉重疼痛，自行腹泻的，这是肾阳虚弱，水气泛滥。患者亦会出现咳嗽，或者小便通畅，或者腹泻更甚，或者呕吐等，主治宜用真武汤。

真武汤方

**真武名汤镇水寒，扶阳法中有心传，
附术苓芍生姜共，内惕心悸小便难。**

药物组成： 茯苓、芍药、生姜（切）各9克，白术6克，附子5克（炮）。

功能主治： 温阳利水。治脾肾阳衰，水气内停，小便不利，四肢沉重疼痛，腹痛下利，或肢体浮肿，苔白不渴，太阳病发汗，汗出不解，其人仍发热，心下悸，头眩，身瞤动，振振欲擗地者。现用于肝、肾性水肿，心性水肿，耳源性眩晕，慢性结肠炎等属于脾肾阳虚者。

用法用量： 上五味，以水800毫升，煮取300毫升，去滓，每次温服100毫升，日三服。

加减化裁： 若咳者，加五味子、细辛、干姜各3克；若小便利者，去茯苓；若下利者，去芍药，加干姜6克；若呕者，去附子，生姜加重至15克。

方义方解： 本方是治脾肾阳虚，水湿内停的要方。方中附子温壮肾阳，白术健脾燥湿，茯苓利水渗湿，生姜温散水气，芍药利小便，止腹痛。五味相配，既能温补脾肾之阳，又可利水祛湿。故适用于脾肾阳虚，水湿内聚所产生的诸证。

> 少阴病，下利清谷，里寒外热，手足厥逆，脉微欲绝，身反不恶寒，其人面色赤，或腹痛，或干呕，或咽痛，或利止脉，不出者，通脉四逆汤主之。

少阴病，腹泻完谷不化，手足冰冷，脉象微弱似有若无，身上反而不怕冷，患者面部发红，或者腹中疼痛，或者咽喉疼痛，或者腹泻过度而停止，摸不到脉搏，这是内真寒外假热的阴盛格阳证，主治宜用通脉四逆汤。

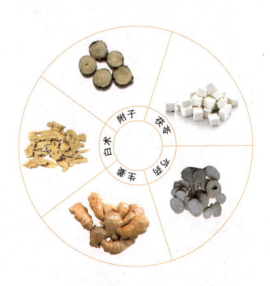

通脉四逆汤方

**通脉四逆草附姜，加重剂量另名方，
手足厥逆吐利甚，脉搏不出急回阳。**

药物组成： 甘草（炙）6克，附子15克（生用），干姜9克。

功能主治： 回阳通脉。治少阴病，下利清谷，里寒外热，手足逆冷，脉微欲绝，身反不恶寒，其人面色赤，或腹痛，或干呕，或咽痛，或利止脉不出者。

用法用量： 以水600毫升，煮取240毫升，去滓，分温再服。

加减化裁： 面色赤者，加葱9茎；

腹中痛者，去葱，加芍药6克；呕者，加生姜6克；咽痛者，去芍药，加桔梗3克；利止脉不出者，去桔梗，加人参6克。

方义方解：通脉四逆汤证除"少阴四逆"外，更有"身反不恶寒，其人面色赤，或腹痛，或干呕，或咽痛，或利止，脉不出"等，是阴盛格阳、真阳欲脱之危象，所以在四逆汤的基础上重用姜、附用量，冀能阳回脉复，故方后注明"分温再服，其脉即出者愈"。若吐下都止，汗出而厥，四肢拘急不解，脉微欲绝者，是真阴真阳大虚欲脱之危象，故加苦寒之胆汁，既防寒邪拒药，又引虚阳复归于阴中，亦是反佐之妙用。是以方后注明："无猪胆，以羊胆代之"。

少阴病，四肢冷，患者或有咳嗽，或见心悸，或见小便不通畅，或见腹中疼痛、腹泻、下利兼后重的，皆因肝郁气滞所致，主治宜用四逆散。

四逆散方

四逆散中用柴胡，芍药枳实甘草须，
此是阳郁成厥逆，疏和抑郁厥自除。

药物组成：甘草（炙）、枳实（破，水渍，炙干）、柴胡、芍药各等分。

制法：上四味，捣筛为细末。

功能主治：疏肝和脾，解郁透热。治少阴病，阳郁于里，致患热厥；以及肝失条达，气郁致厥，手足厥冷，或咳，或悸，或小便不利，或腹中痛，或泻痢下重，脉弦细。

用法用量：白饮和服3克，一日三次。

加减化裁：咳者，加五味子、干姜，并主下利；悸者，加桂枝；小便不利者，加茯苓；腹中痛者，加附子；泄利下重者，加薤白。

方义方解：本方为疏肝解郁，调和肝脾的祖方。方中柴胡既可疏解肝郁，又可升清阳以使郁热外透，用为君药；芍药养血敛阴，与柴胡相配，一升一敛，使郁热透解而不伤阴，为臣药；佐以枳实行气散结，以增强疏畅气机之效；炙甘草缓急和中，又能调和诸药为使。

运用：本方用于阳郁厥逆证，临床应用以手足不温，或腹痛，或泄利下重，脉弦为辨证要点。

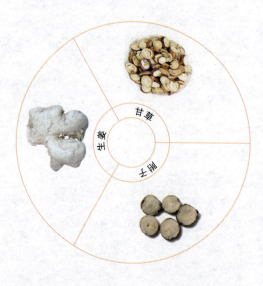

少阴病，四逆，其人或咳、或悸、或小便不利、或腹中痛、或泄利下重者，四逆散主之。

辨少阴病脉证并治第十一

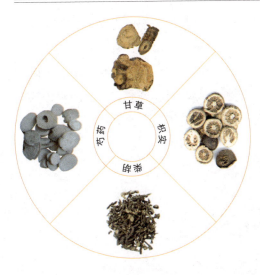

少阴病，下利，六七日，咳而呕渴，心烦不得眠者，猪苓汤主之。

少阴病，腹泻六七天，咳嗽，呕吐，口渴，小便不通畅，心中烦躁，不能安眠的，是阴虚水热互结，主治宜用猪苓汤。

少阴病，得之二三日，口燥咽干者，急下之，宜大承气汤。

得了少阴病，才两三日，就口燥咽喉干。治当急下，宜用大承气汤。

少阴病，自利清水，色纯青，心下必痛，口干燥者，可下之，宜大承气汤。

少阴病，腹泻稀水，颜色青黑，脘腹疼痛，口干燥的，应当急以攻下，宜用大承气汤主治。

少阴病，六七日，腹胀，不大便者，急下之，宜大承气汤。

少阴病，经过六七日的时间，腹部胀满，大便不通，治当急下，宜用大承气汤。

少阴病，脉沉者，急温之，宜四逆汤。

少阴虚寒症，脉见沉的，当急用温法治疗，适宜用四逆汤主治。

少阴病，饮食入口则吐，心中温温①欲吐，复不能吐，始得之，手足寒，脉弦迟者。此胸中实，不可下也，当吐之。若膈上有寒饮，干呕者，不可吐也，急温之，宜四逆汤。

少阴病，若饮食进口就吐，心中蕴结不适，想呕吐却又吐不出，初得病时，即见四肢冷，脉象弦迟的，这是痰实阻塞胸中，不能攻下，治疗应当用涌吐法。若是肾阳虚弱、不能气化，寒饮停聚膈上，而致干呕的，不能用涌吐法，治疗应当用温法，可用四逆汤主治。

【注释】

①温温："温"同"愠"，欲吐不吐，心中自觉泛泛不适。

少阴病，下利，脉微涩，呕而汗出，必数更衣，反少者①，当温其上，灸之。

少阴病，腹泻，脉微涩，呕吐出汗，必频频欲解大便而数量反而很少，当用灸法以温其上。

【注释】

①必数更衣，反少者：大便次数多，量反少。

图解伤寒论

【温馨贴士】

灸法是我们祖先传下来的一大法宝。什么叫灸？这个"灸"字的写法，上边像一个人站立着，斜靠着背后的就是一堆火，很形象地表现出一个人在烤火的过程。所以说，灸法的核心就是以火助阳。灸法又名灸疗。它使用艾绒或其他药物放置体表的腧穴或疼痛处烧灼、温熨。借灸火的温和热力及药物作用，通过经络的传导，以温通经脉、调和气血、协调阴阳、扶正祛邪，达到治疗疾病、防病保健、养生美容的目的。

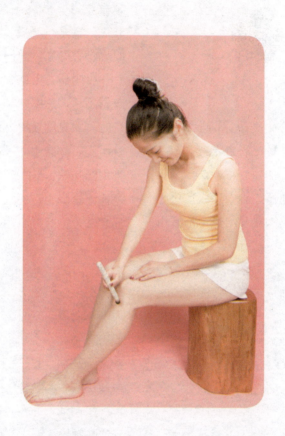

卷六 图解伤寒论
辨厥阴病脉证并治第十二

【本篇精华】

1. 厥阴病的病症；
2. 厥阴病的治疗方法。

【原文】→【译文】

厥阴之为病，消渴①，气上撞心②，心中疼热③，饥而不欲食，食则吐蛔④。下之利不止。

厥阴上热下寒症的主要症候特征，是口渴能饮水，气逆上冲心胸，胃脘部灼热疼痛，腹中虽饥饿，但又不想进食，倘若进食就会出现呕吐或吐出蛔虫。若误用攻下，就会导致腹泻不止。

【注释】

①消渴：饮水多而渴仍不解。

②气上撞心：此处之心，泛指心胸部位。患者自觉有气向心胸部冲逆。

③心中疼热：胃脘部疼痛，伴有灼热感。

④食则吐蛔：进食时吐出蛔虫。

厥阴中风，脉微浮为欲愈，不浮为未愈。

厥阴中风的病，脉见到微浮，这是好转的征兆；如果未见到脉浮，表明病还没有好转。

厥阴病，欲解时，从丑至卯上①。

厥阴病即将解除的时间，一般在夜间二时至早晨六时之间。

【注释】

①从丑至卯上：丑、寅、卯三个时辰，约夜间一时至早晨七时之间。

伤寒，脉迟六七日，而反与黄芩汤彻①其热，脉迟为寒，今与黄芩汤，复除其热，腹中应冷，当不能食，今反能食，此名除中，必死。

伤寒，脉迟，病经六七日，而反用黄芩汤除其热。脉迟本属寒症，现在用黄芩汤再除其热，腹中会更加寒冷，按理应当无法进食，现在反而能食的，这种症候名为除中，预后必然不好。

【注释】

①彻：治疗。

伤寒先厥后发热，下利必自止，而反汗出，咽中痛者，其喉为痹①。发热无汗，而利必自止，若不止，必便脓血，便脓血者，其喉不痹。

外感病，先见四肢厥冷而又腹泻，以后转为发热的，是阳复阴退，其腹泻一定会自然停止。若发热反见汗出、咽喉红肿疼痛的，是阳复太过、邪热上迫，则会产生喉痹的变症。若发热无汗、腹泻不止的，是阳复太过、邪热下迫，就会出现下利脓血的变症。若出现下利脓血，则不会发生喉痹。

【注释】

①其喉为痹：咽部肿痛闭塞。

伤寒一二日至四五日而厥者，必发热。前热者后必厥，厥深者热亦深，厥微者热亦微。厥应下之，而反发汗者，必口伤烂赤①。

伤寒病，一两日至四五日，如四肢厥冷的，厥冷前必曾发热。如先前发热的，其后必然会出现四肢厥冷，厥冷程度严重的，郁伏的热邪就深重，厥冷程度轻微的，郁伏的热邪也就轻微。这种厥逆，是由于热郁于里，所以治疗宜用泻下法，如果误用汗法，势必导致口舌生疮、红肿糜烂等变症。

【注释】

①口伤烂赤：口舌生疮，红肿糜烂。

伤寒病，厥五日，热亦五日，设六日当复厥，不厥者自愈，厥终不过五日，以热五日，故知自愈。

伤寒病，四肢厥冷五天，发热也是五天，若到了第六天，四肢厥冷应当再现，若不出现四肢厥冷的，则会自行痊愈。这是因为四肢厥冷总共只有五天，而发热也是五天，四肢厥冷与发热时间相等，阴阳趋于平衡，故得知会自行痊愈。

凡厥者，阴阳气不相顺接，便为厥。厥者，手足逆冷者是也。

所有厥症，都是由于阴气和阳气不能相互地顺利交接，从而发生厥症。厥的主要表现为手足逆冷。

伤寒脉微而厥，至七八日肤冷，其人躁无暂安时者，此为脏厥①，非蛔厥②也。蛔厥者，其人当吐蛔。令病者静，而复时烦者，此为脏寒③，蛔上入其膈，故烦，须臾复止，得食而呕，又烦者，蛔闻食臭出，其人常自吐蛔。蛔厥者，乌梅丸主之，又主久利。

外感病，脉象微而四肢厥冷，时至七八天，出现周身肌肤都冰冷，患者躁扰不安，没有片刻安静，这是内脏阳气极虚所致的脏厥症，并非蛔厥症。蛔厥症的症候，是患者有发作性的心烦腹痛，让患者安静却又时而发作心烦腹痛，这是肠中有寒，蛔虫不安其位向上钻入膈内（胆道）所致，过一会儿烦痛就会缓解。进食后，又出现呕吐、腹痛而烦的，是蛔虫闻到食物气味上扰而致。此外，患者常有呕吐蛔虫的表现。蛔厥症，可用乌梅丸主治，乌梅丸还可主治久泻。

【注释】

①脏厥：因内脏真阳极虚而引起的四肢厥冷。

②蛔厥：因蛔虫窜扰而引起的四肢厥冷。

③脏寒：这里指肠中虚寒。

乌梅丸方

乌梅丸治蛔厥证，连柏干姜参归用，
川椒桂辛与附子，乌梅三百力始胜。

药物组成：乌梅300枚，干姜140克，黄连224克，蜀椒（出汗）、当归各56克，细辛、附子（去皮，炮）、桂枝（去皮）、人参、黄柏各84克。

制法：上十味，各捣筛，混合和匀；以苦酒渍乌梅一宿，去核，蒸于米饭下，饭熟捣成泥，和药令相得，纳臼中，与蜜杵二千下，丸如梧桐子大。

功能主治：温脏安蛔。治蛔厥。脘腹阵痛，烦闷呕吐，时发时止，得食则吐，甚至吐蛔，手足厥冷，或久痢不止，反胃呕吐，脉沉细或弦紧。现用于胆道蛔虫病。

用法用量：空腹时饮服10丸，一日三次，稍加至20丸。

注意：服药期间，忌生冷、滑物、臭食等。

方义方解：本方所治蛔厥，是因胃热肠寒，蛔动不安所致。蛔虫得酸则静，得辛则伏，得苦则下，故方中重用乌梅味酸以安蛔，配细辛、干姜、桂枝、附子、川椒辛热之品以温脏驱蛔，黄连、黄柏苦寒之品以清热下蛔；更以人参、当归补气养血，以顾正气之不足。全方合用，具有温脏安蛔，寒热并治，邪正兼顾之功。

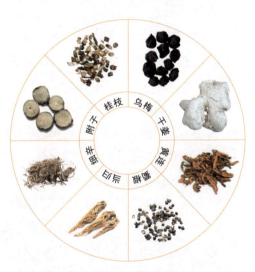

伤寒热少厥微，指头寒，默默不欲食，烦躁。数日，小便利，色白者，此热除也，欲得食，其病为愈。若厥而呕，胸胁烦满者，其后必便血。

外感病、邪热郁遏较轻，四肢厥冷轻微，患者仅指头发凉，神情沉默，不想进食，烦躁不安。经过几天，出现小便通畅、颜色清亮的，这是里热已经解除的征象，此时，患者如想进食，表明胃气已和，其病即将痊愈。若热邪加重出现四肢厥冷并见呕吐、胸胁满闷而烦躁的，此后则会出现便血的变症。

病者手足厥冷，言我不结胸，小腹满，按之痛者，此冷结在膀胱关元①也。

患者手足厥冷，自己说胸部不觉痞痛，只是小腹胀满，用手按之疼痛的，这是寒气结在下焦的缘故。

【注释】

①膀胱关元：关元，在脐下三寸，属任脉经穴。膀胱关元并举，指小腹部位。

伤寒，发热四日，厥反三日，复热四日，厥少热多者，其病当愈；四日至七日，热不除者，必便脓血。

外感病，发热四天，四肢厥冷仅只三天，又发热四天，四肢厥冷的时间少而发热的时间多，疾病理应痊愈。若到了第四天至第七天，发热仍不退的，是阳复太过，热伤血络的缘故，必致下利脓血。

伤寒厥四日，热反三日，复厥五日，其病为进，寒多热少，阳气退，故为进也。

伤寒先厥冷四日，而发热仅有三日，接着又厥冷五日，这是病势在进展。因为寒多热少，表示阳气衰退，所以说是病情进展。

伤寒六七日，脉微，手足厥冷，烦躁，灸厥阴①，厥不还者，死。

外感病六七天时，脉微，手足厥冷，烦躁不安，应当急灸厥阴的经穴。若灸后四肢厥冷仍不转温的，属死症。

【注释】

①灸厥阴：灸厥阴经的孔穴。张令韶谓可灸厥阴经的行间和章门穴。

伤寒，发热，下利，厥逆，躁不得卧者，死。

伤寒病，发热，腹泻，手足厥冷，倘若再见到躁扰不能安卧的，是死候。

伤寒发热，下利至甚，厥不止者，死。

外感病发热，腹泻十分严重，四肢厥冷一直不恢复正常的，为阳气脱绝的征象，属死候。

伤寒六七日，不利，便发热而利，其人汗出不止者，死，有阴无阳①故也。

伤寒病六七日，本来并不腹泻，以后忽然发热腹泻，同时汗出不止的，属于死候，因为阴邪独盛，阳气亡越，所谓有阴无阳故也。

【注释】

①有阴无阳：只有阴邪而无阳气。

伤寒五六日，不结胸，腹濡①，脉虚复厥者，不可下，此亡血②，下之死。

外感病五六天，无结胸症的表现，腹部柔软，脉象虚软而又四肢厥冷的，这是血虚所致，不能用攻下法治疗，若误用攻下，其血则更伤，可导致死亡。

【注释】

①腹濡：腹部按之柔软。

②亡血：阴血亏虚。

> 发热而厥，七日下利者，为难治。

发热而四肢厥冷，到第七日又发生腹泻的，为难治之症。

> 伤寒脉促，手足厥逆者，可灸之。

外感病，脉象促而四肢厥冷，治疗时可用温灸法。

> 伤寒，脉滑而厥者，里有热，白虎汤主之。

伤寒病，脉象滑利而手足厥冷的，是为里热所致，应当用白虎汤主治。

> 手足厥寒，脉细欲绝者，当归四逆汤主之。

手足厥冷，脉象很细，好像要断绝一样的，主治用当归四逆汤。

当归四逆汤方

当归四逆用桂芍，细辛通草甘大枣，
养血温经通脉剂，血虚寒厥服之效。

药物组成：当归、桂枝（去皮）、芍药各9克，细辛3克，甘草（炙）、通草各6克，大枣5枚。

功能主治：养血散寒，温经通脉。主厥阴伤寒，血脉凝涩，手足厥寒，脉细欲绝；或肠鸣腹痛，下利不止；或阴颓疝气，睾丸掣痛，牵引少腹。现用于雷诺氏病、血栓闭塞性脉管炎、坐骨神经痛、风湿性关节炎、腰腿足踝酸痛、胃十二指肠溃疡、慢性荨麻疹、精索静脉曲张、女子闭经、痛经、月经不调、冻疮、皲裂等属血虚寒凝经脉者。

用法用量：上药以水800毫升，煮取300毫升，去滓，分二次温服。

加减化裁：腰、股、腿、足疼痛属血虚寒凝者，加川断、牛膝、鸡血藤、木瓜等以活血祛瘀；若兼有水饮呕逆者，加吴茱萸、生姜；若妇女经期腹痛，及男子寒疝、睾丸掣痛、牵引少腹冷痛、肢冷脉弦者，可加乌药、茴香、良姜、香附等以理气止痛。

方义方解：方中当归既能养血，又能和血养血为君；桂枝温通经脉，以畅血行，芍药益阴和营，二味相配，内疏厥阴，调和营卫为臣；细辛散表里内外之寒邪，通草入经通脉为佐；甘草、大枣温养脾气为使。诸药合用，有温养经脉，通畅血行之功。

运用：本方用于血虚寒厥证，临床应用以手足厥寒，或腰、股、腿、足、肩臂疼痛，口不渴，舌淡苔白，脉沉细或细而欲绝为辨证要点。

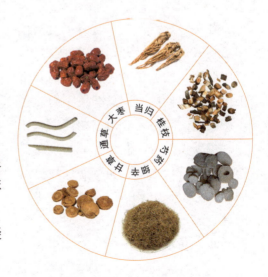

若其人内有久寒者，宜当归四逆加吴茱萸生姜汤。

若患者体内素有寒饮停滞，而又见上症的，治疗可用当归四逆加吴茱萸生姜汤。

当归四逆加吴茱萸生姜汤方

当归四逆桂芍药，细辛甘草木通枣，
内有大寒加姜萸，养血通络寒逆消。

药物组成：当归、芍药、桂枝（去皮）各9克，甘草（炙）6克，通草3克，细辛1.5克，生姜15克（切），吴茱萸5克，大枣5枚（擘）。

功能主治：养血通络，散寒降逆。主素体血虚，内有久寒，又复外受寒邪，手足厥逆，舌淡苔白，脉细欲绝，或兼见头顶痛，干呕、吐涎者。

用法用量：以水400毫升，清酒400毫升，煮取300毫升，去滓，分二次温服。

方义方解：①《千金方衍义》：阳邪传入厥阴而厥寒，脉沉细欲厥与直中阴寒之治截然两途。直中阴寒用姜附四逆以回阳，惟恐药之不力而变虚阳发露，陷阴之邪用当归四逆以通阳，仍须桂枝汤，但去生姜加当归助芍药以和营，细辛、通草助桂枝提出阳分，使阳邪仍以阳解。其去生姜者，恐其性暴，不待气味入阴，便从太阳开发也。在霍乱则不然，专取生姜、吴茱萸速破逆上之厥气，则阳通脉复。盖回阳用干姜、通阳用生姜，一定不易之法。②《古方选注》：厥阴四逆，证有属络虚不能贯于四末而为厥者，当用归、芍以和营血。若久有内寒者，无阳化阴，不用姜、附者，恐燥劫阴气，变出涸津亡液之证，只加吴茱萸从上达下，生姜从内发表，再以清酒和之，何患阴阳不和，四肢不温也耶？

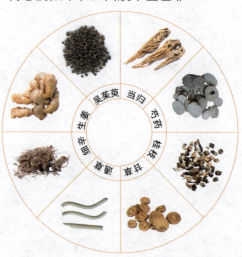

大汗出，热不去，内拘急①，四肢疼，又下利厥逆而恶寒者，四逆汤主之。

大汗淋漓，而发热仍不退，腹中拘急，四肢疼痛，又见腹泻、四肢厥冷而怕冷的，是阴盛阳亡的征象，主治用四逆汤。

【注释】

①内拘急：腹中挛急不舒。

大汗，若大下利，而厥冷者，四逆汤主之。

因大汗出，或严重腹泻，而手足厥冷的，用四逆汤主治。

患者手足厥冷，脉乍紧者，邪①结在胸中②，心下满而烦，饥不能食者，病在胸中，当须吐之，宜瓜蒂散。

患者手足厥冷，脉忽然出现紧象的，这是实邪结在胸中所致，应有胸脘部胀满不适，虽然饥饿却不能进食等症状，治疗当用涌吐法，可用瓜蒂散。

【注释】

①邪：这里指停痰食积等致病因素。
②胸中：概指胸胃。

伤寒厥而心下悸，宜先治水，当服茯苓甘草汤，却治其厥；不尔，水渍入胃①，必作利也。

伤寒病，四肢厥冷，而又心下悸动，是因水饮所致。应先治其水饮，当服茯苓甘草汤，然后再治其厥。如果不这样，则水饮浸渍渗入肠中，必致发生腹泻。

【注释】

①水渍入胃：此处胃实指肠，即水饮渗入肠中。

伤寒六七日，大下后，寸脉沉而迟，手足厥逆，下部脉①不至，咽喉不利②，唾脓血，泄利不止者，为难治，麻黄升麻汤主之。

外感病六七天，峻下以后，出现寸部脉沉而迟，尺部脉不现，手足厥冷，咽喉疼痛，吞咽困难，唾吐脓血，腹泻不停的，属难治之症，主治用麻黄升麻汤。

【注释】

①下部脉：尺脉。亦有称足部脉的。
②喉咽不利：咽喉疼痛，吞咽困难。

麻黄升麻汤方

麻黄升麻桂芍姜，知膏天冬苓术黄，
归蕤炙草十四味，寒热并用和阴阳。

药物组成： 麻黄（去节）7.5克，升麻、当归各3.5克，知母、黄芩各2.5克，萎蕤（一作菖蒲）、石膏（碎，绵裹）各3克，芍药、天门冬（去心）、桂枝（去皮）、茯苓、甘草（炙）、白术、干姜各2克。

功能主治： 治伤寒六七日，大下后，寸脉沉而迟，手足厥逆，下部脉不至，咽喉不利，吐脓血者。

用法用量： 用水2升，先煮麻黄一二沸，去上沫，入余药，煮取600毫升，去滓，分三次温服，每次相隔约1～2小时。汗出愈。

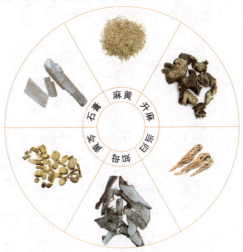

伤寒四五日，腹中痛，若转气下趋少腹者，此欲自利也。

外感病四五天，腹中疼痛，若腹内有气转动下行趋向小腹的，这是即将腹泻的先兆。

伤寒本自寒下，医复吐下之，寒格①更逆吐下，若食入口即吐，干姜黄芩黄连人参汤主之。

伤寒病本因虚寒而腹泻，医生又误用吐、下的方法治疗，以致中焦虚寒更甚，反而格热于上，因而吐泻更加厉害。假使饮食入口即吐的，用干姜黄芩黄连人参汤主治。

【注释】

①寒格：上热为下寒所格，致饮食入口即吐，故称"寒格"。

干姜黄连黄芩人参汤方

干姜连芩人参汤，胃热脾寒用之良，
寒格食入口即吐，清胃温脾功效彰。

药物组成：干姜、黄芩、黄连、人参各6克。

功能主治：治上热下寒，寒热格拒，食入则吐。

用法用量：上药四味，以水900毫升，煮取300毫升，去滓，分二次温服。

方义方解：方中干姜辛温散寒，解脾胃凝聚之阴寒，促脾为胃敷布津液；黄芩、黄连泄热燥湿，除胃中积热，人参扶助正气。四药合为健脾益气，温中散寒，泄热除痞，平衡阴阳，恢复脾胃受纳腐熟、运化转输功能之良方。

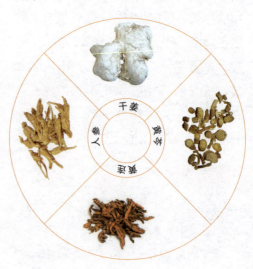

下利有微热而渴，脉弱者，今自愈。

虚寒腹泻，有轻微发热，口渴症状出现，且脉象弱的，是邪气已衰，阳气来复，预示疾病即将痊愈。

下利脉数，有微热汗出，今自愈；设复紧，为未解。

腹泻脉数，并有轻度发热汗出的，病即将痊愈；倘若又见脉紧，为病仍未解。

下利，手足厥冷，无脉者，灸之。不温，若脉不还，反微喘者，死；少阴负趺阳①者，为顺也。

腹泻，手足厥冷，无脉搏跳动的，急用灸法以回阳复脉。若灸后手足仍不转温，脉搏跳动仍不恢复，反而微微喘息的，属于死候。若足部的太溪脉和趺阳脉仍有搏动，而趺阳脉大于太溪脉的,为胃气尚旺,属可治的顺症。

【注释】

①少阴负趺阳:少阴即太溪脉,趺阳即冲阳脉。少阴负趺阳,即太溪脉小于趺阳脉。

下利,寸脉反浮数,尺中自涩者,必清脓血。

腹泻反而见到寸脉浮数,尺部脉独涩的,大便必下脓血。

下利清谷,不可攻表,汗出必胀满。

腹泻完谷不化,多属阴盛阳衰,此时,即使兼有表证,也不能发汗解表,若误发其汗,则会转变为腹部胀满的变症。

下利,脉沉弦者,下重①也;脉大者,为未止;脉微弱数者,为欲自止,虽发热,不死。

下利而脉沉弦的,多有后重的感觉;若脉象大的,是腹泻还在继续发展;若脉象微弱而数的,是腹泻将要痊愈,虽然发热,也不会有危险。

【注释】

①下重:肛门部有重滞之感。

下利,脉沉而迟,其人面少赤,身有微热,下利清谷者,必郁冒①汗出而解,患者必微厥,所以然者,其面戴阳②,下虚③故也。

腹泻食物不化,脉象沉而迟,患者面部微发潮红,体表轻度发热,这是下焦阳虚阴盛,虚阳上浮。若患者四肢厥冷轻的,则阳虽虚而不甚,阳与阴争,故眩晕昏冒、随之汗出而病解的现象就一定会出现。

【注释】

①郁冒:郁闷眩冒,乃虚阳奋与邪争,邪将从汗解的先兆。

②其面戴阳:患者的面色发红,红色为阳,犹如阳气戴在上面,故称戴阳。

③下虚:下焦虚寒。

下利脉数而渴者,今自愈,设不差,必清脓血,以有热故也。

下利脉数而口渴的,即将自然痊愈,倘若不愈,可能会发生大便脓血,这是里有热邪的缘故。

下利后脉绝,手足厥冷,晬时①脉还,手足温者生,脉不还者死。

腹泻频剧,一时摸不到脉搏,手足厥冷,经过一昼夜,脉搏恢复,手足转温的,是阳气恢复,尚存生机;若一昼夜后脉搏仍不恢复的,则没有了生还的希望。

【注释】

①晬时:一昼夜的时间。

伤寒下利,日十余行,脉反实①者,死。

伤寒脉泻,一日十多次,脉搏反实而有力的,为死候。

【注释】

①脉反实:实,谓脉来坚实有力,

多见于大实症。虚症而见脉实,所以说反。

> 下利清谷,里寒外热,汗出而厥者,通脉四逆汤主之。

腹泻完谷不化,发热、汗出而四肢厥冷,症属里真寒、外假热,主治宜用通脉四逆汤。

> 热利下重者,白头翁汤主之。

热症下利,里急后重的,用白头翁汤主治。

白头翁汤方

白头翁治热毒痢,黄连黄柏佐秦皮,清热解毒并凉血,赤多白少脓血医。

药物组成:白头翁15克,黄柏、秦皮各12克,黄连6克。

功能主治:清热解毒,凉血止痢。热毒痢疾。腹痛,里急后重,肛门灼热,下痢脓血,赤多白少,渴欲饮水,舌红苔黄,脉弦数。(本方常用于阿米巴痢疾、细菌性痢疾属热毒偏盛者。)

用法用量:上药四味,以水七升,煮取二升,去滓,温服一升,不愈再服一升(现代用法:水煎服)。

加减化裁:若外有表邪,恶寒发热者,加葛根、连翘、银花以透表解热;里急后重较甚,加木香、槟榔、枳壳以调气;脓血多者,加赤芍、丹皮、地榆以凉血和血;夹有食滞者,加焦山楂、枳实以消食导滞;用于阿米巴痢疾,配合吞服鸦胆子(桂圆肉包裹),疗效更佳。

方义方解:本方与芍药汤同为治痢之方。但本方主治热毒血痢,乃热毒深陷血分,治以清热解毒,凉血止痢,使热毒解,痢止而后重自除;芍药汤治下痢赤白,属湿热痢,而兼气血失调证,故治以清热燥湿与调和气血并进,且取"通因通用"之法,使"行血则便脓自愈,调气则后重自除"。两方主要区别在于:白头翁汤是清热解毒兼凉血燥湿止痢,芍药汤是清热燥湿与调和气血并用。

运用:本方用于热毒痢疾,临床应用以腹痛,下痢脓血,赤多白少,舌红苔黄,脉弦数为辨证要点。

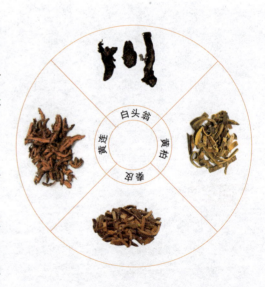

> 下利腹胀满,身体疼痛者,先温其里,乃攻其表,温里宜四逆汤,攻表宜桂枝汤。

虚寒腹泻,腹部胀满,身体疼痛的,

是表里皆病,应当先温里寒,而后再解表邪。温里宜用四逆汤,解表宜用桂枝汤。

下利欲饮水者,以有热故也,白头翁汤主之。

下利症,见到口渴要喝水的,是里有热的缘故,用白头翁汤主治。

下利谵语者,有燥屎也,宜小承气汤。

腹泻并见谵语、腹部硬痛的,是肠中有燥屎阻结,治疗可用小承气汤。

下利后更烦,按之心下濡者,为虚烦也,宜栀子豉汤。

腹泻以后,更加心烦,胃脘部按之柔软的,这是虚烦的症候,宜治以栀子豉汤。

呕家有痈脓者,不可治呕,脓尽自愈。

患者,宿有呕吐的,若是内有痈脓而引起的,不应见呕而止呕,应解毒排脓,脓尽则呕吐自然痊愈。

呕而脉弱,小便复利,身有微热,见厥者,难治,四逆汤主之。

呕吐而脉弱,小便反而清利,身上有轻度的发热,如果又见到手足厥冷,这是难治的症候,可用四逆汤主治。

干呕,吐涎沫①,头痛者,吴茱萸汤主之。

干呕,吐涎沫,头痛的,是肝寒犯胃、浊阴上逆所致,主治宜用吴茱萸汤。

【注释】

①吐涎沫:吐出清稀涎沫。

呕而发热者,小柴胡汤主之。

呕吐而见发热的,主治可用小柴胡汤。

伤寒哕而腹满,视其前后,知何部不利,利之即愈。

伤寒病哕逆而又腹部胀满的,应察看患者的大小便,是哪一方面不通利,采取因势利导的方法,病就可以痊愈。

伤寒论
卷七

卷七 图解伤寒论
辨霍乱病脉证并治第十三

【本篇精华】

1. 霍乱病的病症表现；
2. 霍乱病的治疗方法。

【原文】→【译文】

问曰：病有霍乱①者何？答曰：呕吐而利，此名霍乱。

问：什么叫霍乱？答：呕吐与腹泻并作，病势急骤，顷刻间有挥霍撩乱之势的，即所谓的霍乱。

【注释】

①霍乱：病名，形容病势急而变化快，挥霍之间便致撩乱，因而名为霍乱。

问曰：病发热头痛，身疼恶寒，吐利者，此属何病？答曰：此名霍乱。霍乱自吐下，又利止，复更发热也。

问：病有发热头痛，身疼恶寒，上吐下泻的，这是什么病？答：这名叫霍乱。霍乱自以吐泻为主症，又有吐泻止后，再次发热的。

恶寒脉微而复利，利止亡血①也，四逆加人参汤主之。

恶寒脉微而又下利，恶寒脉微依然，而下利停止，这是津液涸竭的缘故，宜用四逆加人参汤主治。

【注释】

①亡血：这里作"亡津液"解。

四逆加人参汤方

四逆加参治何为，下利多时阴亦摧，
四逆扶阳参滋血，更取中州化精微。

别名：四顺汤（《肘后方》卷二）、回阳饮（《医学集成》卷一）、人参四顺汤（《鸡峰普济方》卷五）。

药物组成：甘草（炙）6克，附子（生，去皮）10克，干姜4.5克，人参3克。

功能主治：回阳复阴。治阳气衰微，阴液内竭，四肢厥逆，恶寒脉微，下利而利忽自止者。

用法用量：上四味，以水600毫升，煮取240毫升，去滓，分温再服。

方义方解：四逆汤证原有下利，若利止而四逆证仍在，是气血大伤之故。所以于四逆汤中加大补元气之人参以益气固脱，使阳气回复，阴血自生。临床凡是四逆汤证而见气短、气促者，均可用四逆加人参汤急救。

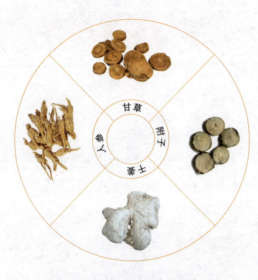

霍乱，头痛，发热，身疼痛，热多，欲饮水者，五苓散主之；寒多不用水者，理中丸主之。

霍乱病，吐泻，头痛发热，身疼痛，为霍乱表里同病，若表热较甚而想喝水的，主治宜用五苓散；若中焦寒湿偏盛而不想喝水的，主治宜用理中丸。

理中丸方

理中白术与人参，干姜炙草四药亲，
脾阳虚衰寒湿甚，腹满吐利脉迟沉。

别名：四顺理中丸（《备急千金要方》卷三）、白术丸（《圣济总录》卷一七一）。

药物组成：人参、干姜、甘草（炙）、白术各90克。

制法：上四味，捣筛，蜜和为丸，如鸡子黄大。

功能主治：温中祛寒，补气健脾。治脾胃虚寒证，自利不渴，呕吐腹痛，腹满不食及中寒霍乱，阳虚失血，如吐血、便血或崩漏；胸痹虚证，胸痛彻背，倦怠少气，四肢不温。

用法用量：以沸汤数合，和1丸，研碎，温服，日三至四次，夜二次。服后腹中未热，可加至3～4丸，然不及汤。

方义方解：本方所治诸证皆由脾胃虚寒，升降失常所致。本方证治广泛，但总属脾胃虚寒。一则失于温煦，症见脘腹疼痛，喜温喜按，畏寒肢冷或胸痹证；二则运化失常，症见腹满食少；三则升降失常，症见呕吐下利；四则摄纳无权，症见阳虚失血，或病后喜唾涎沫等。舌淡苔白润，口不渴，脉沉细或沉迟无力皆为虚寒之象。治宜温中祛寒，补气健脾。方中以干姜为君，大辛大热，温中祛寒，扶阳抑阴，为振奋脾阳之要药。以人参之补，益气健脾，以复运化，为臣药。君臣相配，温养中焦脾胃阳气，以复运化、统摄、升降之能。以白术之燥，健脾燥湿，防脾虚生湿，为佐药。以炙甘草之和，益气和中，为使药。四药相配，一温一补一燥，使脾胃阳气振奋，寒邪祛除，则运化升降功能恢复诸证自愈。本方在《金匮要略》中作汤剂，称"人参汤"。理中丸方后亦有"然不及汤"四字。盖汤剂较丸剂作用力强而迅速，临床可视病情之缓急酌定使用剂型。

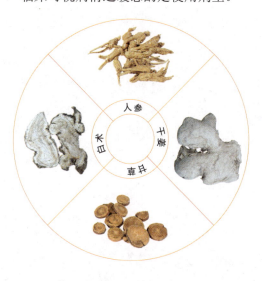

吐利止，而身痛不休者，当消息①和解其外，宜桂枝汤小和②之。

呕吐、腹泻停止，而身体仍疼痛的，是里和表未解，应当斟酌使用解表的方法，可用桂枝汤解肌去风，微微和解表邪。

【注释】

①消息：斟酌的意思。
②小和：犹微和。

既吐且利，小便复利，而大汗出，下利清谷，内寒外热，脉微欲绝者，四逆汤主之。

既吐呕吐、腹泻交作，而小便又

通畅，大汗淋漓，所泻之物完谷不化，体表发热，脉微弱至极、似有似无，即内真寒外假热的阴盛格阳证，急用四逆汤回阳救逆。

吐已下断，汗出而厥，四肢拘急不解，脉微欲绝者，通脉四逆加猪胆汤主之。

吐下虽止，但汗出厥冷，四肢拘挛劲急不解，而且脉微欲绝的，用通脉四逆加猪胆汁汤主治。

通脉四逆加猪胆汤方

药物组成：甘草（炙）60克，干姜90克（强人可120克），附子大者一枚（生，去皮，破八片）、猪胆汁1毫升。

功能主治：回阳救阴。霍乱，吐已下断，汗出而厥，四肢拘急不解，脉微欲绝者。

用法用量：上4味，以水3升，煮取1升2合，去滓，内猪胆汁，分温再服。其脉即来，无猪胆以羊胆代之。

方义方解：猪胆汁为一有力的苦味亢奋药。苦入心，当更有作用于心衰。加于通脉四逆汤，故治通脉四逆汤证沉衰更甚，而脉微欲绝，或脉不出者。

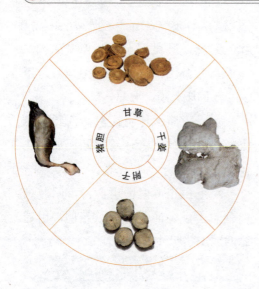

吐利发汗，脉平①，小烦者，以新虚不胜谷气②故也。

呕吐、腹泻、汗出以后，脉搏呈平和之象，还感觉微烦不适的，是病后新虚，脾胃之气尚弱，食物不能消化所致。只要适当节制饮食，即可痊愈。

【注释】

①脉平：脉象平和。

②谷气：食物之气。且利，小便复利，而大汗出，下利清谷，内寒外热，脉微欲绝者，四逆汤主之。

卷七

图解伤寒论
辨阴阳易差后劳复病证并治第十四

【本篇精华】
1. 阴阳易差后劳复病的病症表现；
2. 阴阳易差后劳复病的治疗方法。

【原文】→【译文】

伤寒阴阳易之为病，其人身体重，少气，少腹里急，或引阴中拘挛①，热上冲胸，头重不欲举，眼中生花，膝胫拘急者，烧裈散主之。

伤寒病后因男女交接而发生的阴阳易病，出现身体沉重，气少不足以息，小腹挛急疼痛的症状，甚至牵引阴部挛急疼痛，热气上冲至胸部，头重不能抬起，眼睛发花，膝与小腿肚拘急痉挛，主治宜用烧裈散。

【注释】

①引阴中拘挛：牵引阴部拘急痉挛。

烧裈散方

近阴裈裆剪来烧，研末还须用水调，
同气相求疗二易，长沙无法不翘翘。

药物组成：妇人中裈近隐处（烧作灰）。

功能主治：伤寒，阴阳易，其人身体重，少气，少腹里急，或引阴中拘挛，热上冲胸，头重不欲举，眼中生花，膝胫拘急。

用法用量：上1味，每服方寸匕，水调下，日3次。小便即利，阴头微肿，此为愈也。妇人病，取男子裈烧服。

方义方解：①《医方考》：裈裆味咸而腐秽，故能入少阴；烧之则温，故足以化气，灰之则法，故足以溺膀胱。《经》曰：浊阴归六腑，是也。药物虽陋，而用意至微，不因其陋而忽之，则升仲景之阶矣。②《古方选注》：裈裆穿之日久者良。阴阳易本无客邪，惟病人愈后，蕴蓄之热，乘虚袭人，溷逆三焦，仍取秽浊之物，导归阴窍，亦求之于其所属也。烧以洁其污，灰取其色黑下行。③《医宗金鉴》引方有执：裈裆近阴处，阴阳二气之所聚也。男女易用，物各归本也。

大病①差后劳复②者，枳实栀子豉汤主之。

伤寒大病初愈，因劳累过度而复发，见发热、心烦、脘腹胀满症的，主治用枳实栀子豉汤。

【注释】

①大病：《巢氏病源》：大病者，中风、伤寒、热劳、温疟之类是也。

②劳复：疾病新愈，因劳累而又发的，叫劳复。

枳实栀子豉汤方

枳实栀豉劳复宝，食后再加大黄好，酒疸心热且懊憹，栀子大黄力能讨。

药物组成：枳实（炙）6克，栀子（擘）3克，豉（绵裹）9克。

功能主治：治大病愈后劳复者。

用法用量：上药三味，以清浆水700毫升，空煮取400毫升，纳枳实、栀子，煮取200毫升，下豉，更煮五六沸，去滓，分二次温服。覆令微似汗。

加减化裁：若有宿食者，加大黄2～3克。

方义方解：栀子苦寒而色赤，其形似心，色赤应心，寒能清热，苦可涌泄，素以清心除烦见长，兼泻三焦之火；豆豉色黑入肾，其气香窜，其性升发，能宣散心经郁热，使心火透达于外，与栀子相配，又可鼓动肾水上达，以济心阴，使心阳不亢。如此则阴阳协调，水火相济，君主自安，逆乱自平。

伤寒差以后，更发热，小柴胡汤主之。脉浮者，以汗解之，脉沉实者，以下解之。

伤寒病，病已痊愈，又再发热，若兼见少阳脉症的，主治宜用小柴胡汤；若也兼见脉浮的，用发汗法以解表祛邪；若兼见脉沉实有力的，用攻下法去除里实。

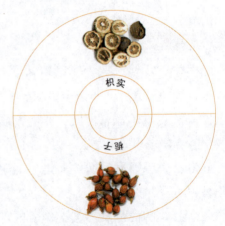

枳实

栀子

牡蛎泽泻散方

牡蛎泽泻治如何，下肢肿胀病未瘥，商陆葶苈泻水结，蜀漆海藻破坚邪。

药物组成：牡蛎（熬）、泽泻、蜀漆（暖水洗去腥）、葶苈子（熬）、商陆根（熬）、海藻（洗去咸）、瓜蒌根各等分。

制法：上七味，分别捣碎，下筛为散，更于臼中研之。

功能主治：逐水消肿。治大病愈

后，水气停聚，腰以下浮肿，小便不利，脉沉实有力者。

用法用量：白饮和服1克，日服三次。小便利，止后服。

注意：肾虚者忌服。

方义方解：方中牡蛎、海藻软坚行水；葶苈子、泽泻泻肺利水；蜀漆、商陆根逐水泄热；瓜蒌根生津止渴，与利水药合用，使水去而津不伤。诸药合用，共成逐水消肿之效。

心性环轮。纵切片弯曲或卷曲，长5～8厘米，宽1～2厘米，木部呈平行条状突起。质硬。气微，味稍甜，久嚼麻舌。

性味归经：苦，寒；有毒。归肺、脾、肾、大肠经。

功效主治：逐水消肿，通利二便；外用解毒散结。用于水肿胀满，二便不利；外治痈肿疮毒。

用量用法：3～9克，外用：适量，煎汤熏洗。

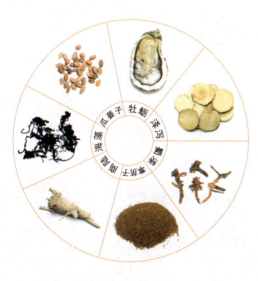

药材档案

商陆

别名：章陆、当陆、章柳根、山萝卜、见肿消。

药材特征：本品为横切或纵切的不规则块片，厚薄不等。外皮灰黄色或灰棕色。横切片弯曲不平，边缘皱缩，直径2～8厘米；切面浅黄棕色或黄白色，木部隆起，形成数个突起的同

> 大病差后，喜唾①，久不了了②，胸上有寒，当以丸药温之，宜理中丸。

大病愈后，总爱泛吐唾沫，不能自制，长期迁延不愈的，这是脾虚不能摄津、寒饮停聚胸膈所致，应当用丸药温补，可用理中丸。

【注释】

①喜唾：频频泛吐唾沫。

②久不了了：延绵不断的意思。

> 伤寒解后，虚羸①少气，气逆欲吐，竹叶石膏汤主之。

伤寒病解以后，身体虚弱消瘦，气息不足，气逆欲吐，用竹叶石膏汤主治。

【注释】

①虚羸：虚弱消瘦。

竹叶石膏汤方

竹叶石膏汤人参，麦冬半夏甘草临，
更加粳米同煎服，清热益气养阴津。

别名：竹叶汤（《外台秘要》卷三引《张文仲方》）、人参竹叶汤（《三因极一病证方论》卷五）。

药物组成：竹叶、麦门冬（去心）、粳米各15克，石膏30克，半夏（洗）9克，人参、甘草（炙）各6克。

功能主治：清热生津，益气和胃。治热病之后，余热未清，气阴两伤，虚羸少气，呕逆烦渴，或虚烦不得眠，舌红少苔，脉虚而数；以及暑热所伤，发热多汗，烦渴喜饮，舌红干，脉虚数。现用于肺炎、麻疹或麻疹并发肺炎、流行性脑脊髓膜炎、流行性乙型脑炎、糖尿病、小儿夏季热、中暑等病后期余热不清，耗伤气阴者。

用法用量：上七味，用水1升，煮取600毫升，去渣，放入粳米，煮米熟汤成，去米。分二次温服。

加减化裁：若胃阴不足，胃火上逆，口舌糜烂，加石斛、天花粉清热养阴生津；胃火炽盛，消谷善饥，舌红脉数者，可加知母、天花粉以增强清热生津之效；气分热犹盛，可加知母、黄连，增强清热之力。

方义方解：方中竹叶、石膏清热除烦为君；人参、麦冬益气养阴为臣；半夏降逆止呕为佐；甘草、粳米调养胃气为使。诸药合用，使热祛烦除，气复津生，胃气调和，诸证自愈。

运用：本方用于伤寒、暑病、温病余热未清、气津两伤证。临床应用以身热多汗、心胸烦热，气逆欲呕，气短神疲，舌红少苔，脉虚数为辨证要点。

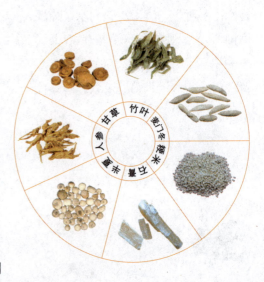

药材档案

竹叶

别名：苦竹叶、淡竹叶。

来源：为禾本科植物淡竹的叶。其卷而未放的幼叶，也供药用，称竹叶卷心。

药材特征：叶呈狭披针形，先端渐尖，基部钝形，边缘之一侧较平滑，另一侧具小锯齿而粗糙；平行脉，次脉6～8对，小横脉甚显著；叶面深绿色，无毛，背面色较淡，基部具微毛；质薄而较脆。气弱，味淡。以色绿、无枝梗、完整者为佳。

性味归经：苦、甘、淡，寒。归心、小肠、肺、胃经。

功效主治：清热生津，清心除烦，利尿。

用量用法用量：5～15克，煎服。鲜品15～30克。

患者脉已解①，而日暮微烦，以病新差，人强与谷，脾胃气尚弱，不能消谷，故令微烦，损谷②则愈。

患者病脉已解，脉呈平和之象，却每于傍晚时分出现轻微的心烦，这是疾病刚愈，脾胃机制还很虚弱，消化力差，由于勉强进食，不能消化的缘故。此时，只需适当减少饮食，疾病就会痊愈。

【注释】

①脉已解：病脉已除，脉象正常。
②损谷：控制进食的数量。

卷七

图解伤寒论
辨不可发汗病脉证并治第十五

【本篇精华】

1. 不可使用发汗方法医治的情况；
2. 使用发汗方法的禁忌。

【原文】→【译文】

夫以为疾病至急，仓卒寻按，要者难得，故重集诸"可"与"不可"方治，比之三阴三阳篇中，此易见也。又时有不止是三阴三阳，出在诸"可"与"不可"中也。

我以为，疾病发展迅速，病情十分危急，要想在仓促间内寻求到辨证治疗的要领，是不容易做到的，因而重新收集了各种可与不可的诊治原则和方法，整理成可与不可诸篇。这与三阴、三阳篇中相比，更容易查找。同时，还有三阴、三阳篇中所没有的内容，也补充在可与不可各篇中。

脉濡①而弱②，弱反在关，濡反在巅③，微反在上④，涩反在下⑤。微则阳气不足，涩则无血⑥，阳气反微，中风汗出，而反躁烦，涩则无血，厥而且寒。阳微发汗，躁不得眠。

关脉濡而弱，寸脉反见微，尺脉反见涩。微主阳气不足，涩主阴血亏虚。阳气虚弱而又阴亏，则易出现中风多汗、烦躁不安、形寒怕冷、四肢厥冷。阳虚发汗，就会引起亡阳，出现烦躁、不得安眠的变症。

【注释】

①濡：脉搏浮而无力。

②弱：脉搏沉而无力。

③巅：这里是指关脉的部位，即高骨也。

④上：寸脉的部位。

⑤下：尺脉的部位。

⑥无血：阴虚血不足，不是指没有血。

动气在左，不可发汗。发汗则头眩，汗不止，筋惕肉瞤。

脐左有气筑筑然跳动，是肝气虚，不能发汗。误发其汗，则会引起头晕目眩、汗出不止、筋肉跳动的变症。

动气在上，不可发汗。发汗则气上冲，正在心端。

动气在脐的上部，不可发汗。误汗就会发生气上攻冲，正当心端。

动气在下，不可发汗。发汗则无汗，心中大烦，骨节苦疼，目运恶寒，食则反吐，谷不得前。

脐下有气筑筑然跳动，是肾气虚，不能发汗。误发其汗，则会出现汗闭不出、心中烦躁厉害、骨节疼痛、头晕目眩、怕冷、进食即吐、食物不能进的变症。

咽中闭塞，不可发汗。发汗则吐血，气微绝，手足厥冷，欲得蜷卧，不能自温。

咽中闭塞不利，不可发汗。误发其汗，会发生吐血，气微欲绝，手足厥冷，喜欢蜷卧，不能自动恢复温暖等变症。

诸脉得数动微弱者，不可发汗。发汗则大便难，腹中干，（一云小便难胞中干）胃躁而烦。其形相象，根本异源。

凡是见到动数微弱脉象的，不能发汗。误发其汗，就会导致肠胃干燥，出现大便难以解出、心烦不安等变症。其表现虽然与阳明腑实症相似，但病源却有本质的区别。

咳者则剧，数吐涎沫，咽中必干，小便不利，心中饥烦，晬时而发，其形似疟，有寒无热，虚而寒栗。咳而发汗，踡而苦满，腹中复坚。

咳嗽剧烈，频频吐出涎沫，咽喉干燥，小便不通畅，腹中感觉饥饿，心中烦躁不安，一昼夜一发，似疟疾，但只有畏寒甚至寒战而并不发热，这是肺虚寒饮内停所致。若把咳嗽当作表寒而发汗，就会出现身体蜷曲而卧、胸中满闷、腹中坚硬的变症。

厥，脉紧，不可发汗。发汗则声乱咽嘶①，舌痿②，声不得前。

手足厥而脉紧，不可用发汗法。误用发汗，就会语声散乱，咽喉嘶哑，舌体萎软无力，声音不能发出。

【注释】

①声乱咽嘶：语声散乱，咽喉嘶哑。

②舌痿：舌体痿软无力。

诸逆发汗，病微者难差，剧者言乱，目眩者死，（一云谵言目眩睛乱者）死命将难全。

各种四肢厥冷症，不能发汗。若误发其汗，病变轻的，不易治愈；病加重的，就会导致神昏、语言错乱、目眩等变症，难以保全其性命。

咳而小便利，若失小便者，不可发汗。汗出则四肢厥逆冷。

咳嗽而小便多，或小便失禁的，不可用发汗方药。如误用发汗而汗出，就会发生四肢厥逆的变症。

卷七 图解伤寒论 辨可发汗脉证并治第十六

【本篇精华】

1. 使用发汗法的原则。
2. 发汗法的具体使用。

【原文】→【译文】

大法，春夏宜发汗。

在春夏季节，适宜发汗，这是使用汗法的一般原则。

凡服汤发汗，中病即止，不必尽剂也。

凡是服汤药发汗，汗出病愈就应停止服药，无需一剂药都服完。

凡云可发汗，无汤者，丸散亦可用，要以汗出为解。然不如汤随证良验。

凡是应该发汗，如没有汤剂，丸剂和散剂也可以使用，总需要等到汗出，病始可解。然而毕竟不如汤剂那样，便于随症加减的效果良好。

夫病脉浮大，问病者，言但便硬耳。设利者，为大逆。硬为实，汗出而解。何以故？脉浮，当以汗解。

症见脉浮大，询问患者，回答道只有大便硬结。若使用泻下法，即为严重错误的治疗方法。这是因为脉浮主表，大便硬为实，症属表里皆病，应当用发汗解表，汗出邪散则里自和。

伤寒论

卷八

卷八　图解伤寒论　辨发汗后病脉证并治第十七

【本篇精华】

发汗过多所致病症的治疗方法。

【原文】→【译文】

发汗多，亡阳谵语者，不可下，与柴胡桂枝汤，和其荣卫，以通津液，后自愈。

发汗过多，导致阳气外亡而谵语的，不可攻下，可用柴胡桂枝汤，以调和营卫、和解少阳，使邪气得散，经气得畅，且通津液，疾病则可愈。

二阳并病，太阳初得病时，发其汗，汗先出不彻①，因转属阳明，续自微汗出，不恶寒。若太阳病证不罢者，不可下，下之为逆②，如此可小发汗。设面色缘缘正赤者，阳气怫郁在表，当解之熏之。若发汗不彻，不足言，阳气怫郁不得越，当汗不汗，其人烦躁，不知痛处，乍在腹中，乍在四肢，按之不可得，其人短气，但坐以汗出不彻故也，更发汗则愈。何以知汗出不彻，以脉涩故知也。

太阳阳明并病，开始得的太阳表证，可是发汗，汗也出了，但是病没好，因而转属阳明，老要微微地绵绵不断地出汗，全身不发冷，如果是这样可用小剂的（发汗药）发汗。假如整个的面色都红，这还是表不解的现象，还应该以小剂的（发汗药）发汗的方法，来解其怫郁在表的外邪，或者是熏洗的办法，稍稍出点汗就好。如果发汗不到家，不足以说这是阳气怫郁不得越，这个要重得多了，还应该发汗。这个人他就是躁烦，这说明表不解而发烦躁得厉害，就是当汗出不得汗出的意思。他是身上哪都疼，没有定处，这是表证，大概哪都酸疼，自己呢也不不知道在哪，有时候在四肢，有时候在腹中，但是你摸那，哪也不是。就是不汗出而喘，他躺着气上不来，这个热往上涌的厉害，所以这种情形呀就得再发汗。如何知道发汗不彻底呢，血液受阻，所以脉也涩，就是这个原因。

【注释】

①彻：指的病没除，彻当除字讲，就是病没愈。

②逆：方向相反。

未持脉时，病人叉手自冒心①，师因教试令咳，而不即咳者，此必两耳无闻也。所以然者，以重发汗，虚故如此。

去看病，还没把脉，就看到病人两手放在胸口啊，医生让患者咳嗽一下，听听患者咳嗽的声音。但是病人就是不咳嗽，大概是病人听不到吧。病人不咳嗽是因为病人发多次汗，人虚了，所以听不到了。

【注释】

①叉手自冒心：症状名，指两手交叉覆按心胸。因汗出过多，损伤胸中阳气所致。

发汗后，饮水多必喘，以水灌之亦喘。

由于发汗，丧失水分太多，如果饮水太多，就会喘息，拿水浇身，热不得外出，热壅于里一定要喘的。

发汗后，水药不得入口为逆，若更发汗，必吐下不止。

因为发汗后，脾胃会虚冷，这时候脾胃就很无力，这时候还要再发汗，那肯定是更虚。更虚就会吃不了东西，必定会呕吐不止。

阳明病，本自汗出，医更重发汗，病已差，尚微烦不了了者，必大便鞕故也。以亡津液，胃中干燥，做令大便鞕。当问小便日几行，若本小便日三四行，今日再行，故知大便不久出。今为小便数少，以津液当还入胃中，故知不久必大便也。

这几个阳明病不是真正的阳明病，本自汗出，还是表证。要是阳明病重发汗，不会病已差，阳明病越发汗越坏，忌发汗。这是由于汗多亡阳，胃中干的关系，大便必硬，还是发汗造成的，所以底下有解释，这个不要当阳明病来治，这是重发其汗，胃中干燥，所以大便硬，此时当问其小便，日几行？若平时每日三四行，今日再行故知大便不久出，这没关系的，逐渐津液恢复，大便还是会有的，什么道理呢？现在小便次数少，津液当反于胃中，所以知道不久将大便。

发汗多，若重发汗者，亡其阳，谵语。脉短者死，脉自和者不死。

反复发汗、重发汗，二者都是要失去大量津液，津液失去过多导致胃中干，就会神志不清，胡言乱语，现在脉短就剩下关上一点，上不及寸，下不及尺，是血液津液虚竭之象，非死不可。

伤寒发汗已，身目为黄，所以然者，

以寒湿在里不解故也。以为不可下也，于寒湿中求之。

太阳伤寒，病是表里兼证，以表证为主，治当发汗，治表必须兼顾于里，可是发汗之后发生黄疸，那么这是什么道理呢，这是由于寒湿在里而热不退的缘故。辨寒湿发黄证有类似可下证，应与可下证相鉴别，必须温中散寒除湿。

病人有寒，复发汗，胃中冷，必吐蚘①。

病人有内寒、里寒、虚寒，再退其热，以发汗的法子，胃里就更冷了，蚘虫由于胃中太凉，迫于这个凉要往上跑，所以蚘虫就吐出来了。

【注释】

①蚘：蛔虫。

太阳病，发汗，遂漏不止，其人恶风，小便难，四肢微急，难以屈伸者，属桂枝加附子汤。

太阳病，无论伤寒中风，均可发汗，发汗后遂漏不止者，均为发汗太过，病者恶触于风，小便难通，四肢稍挛急，难以屈伸者，以桂枝加附子汤主治。

卷八 辨不可吐第十八

图解伤寒论

（合四证，已具太阳篇中）

太阳病，当恶寒发热，今自汗出，反不恶寒发热，关上脉细数者，以医吐之过也。若得病一二日吐之者，腹中饥，口不能食；三四日吐之者，不喜糜粥，欲食冷食，朝食暮吐。以医吐之所致也，此为小逆？

太阳病，应当恶寒发热，由于误用了吐药，虚其胃而邪陷于里，那么自汗出反不恶寒发热，关上的脉细而数，这是当大夫在太阳病时误用吐药所致的情况。如果要是吐的话，一二日吐之者，由于吐而里边空虚胃中空虚，所以腹中饥，里边空虚，想吃但口不能吃，一吃就想吐。要是三四日吐之者，不能吃热粥，就是愿意吃冷食，它的胃气还是往上，没恢复，早上吃进去，晚上还得往外吐。这是以医吐之所致也，只是胃气微有不和，有虚热而已，造成的问题不大，过两天可以好。

太阳病，吐之，但太阳病当恶寒，今反不恶寒，不欲近衣者，此为吐之内烦也。

太阳病，宜发汗不宜吐，而医误吐者，它应该发热同时恶寒，现在反不恶寒。而且病人热得厉害，烦得厉害，这全是因为吐，造成邪热陷入里而为内烦。

少阴病，饮食入口则吐，心中温温欲吐，复不能吐，始得之，手足寒，脉弦迟者，此胸中实，不可下也。若膈上有寒饮，干呕者，不可吐也，当温之。

少阴病由于胃里有停水，水往上逆要吐了，所以饮食不纳，饮食不受，心中有说不出来的烦恼，老想要吐，而不能吐出来，一开始手脚就发凉，脉弦也主有水饮，迟有寒，就是里头有寒饮，这个寒饮往上冲逆所以胸中实。自己的本能老想要吐，就是吐不出来。如果胃有寒饮，只是干呕，不能用吐药，应当给予温胃的药。

诸四逆厥者，不可吐之，虚家亦然。

凡四肢厥冷，虚多而实少，就像虚家一样不可下。

卷八 辨可吐第十九

图解伤寒论

【本篇精华】

说明服吐剂应遵守中病即止的原则。

【原文】→【译文】

大法,春宜吐。

就一般的治疗原则而言,春季宜使用吐法。

凡用吐汤,中病即止,不必尽剂也。

凡是使用涌吐的汤药,药已愈病就应停止服药,不必要服完一剂药。

病胸上诸实,胸中郁郁而痛,不能食,欲使人按之,而反有涎唾,下利日十余行,其脉反迟,寸口脉微滑,此可吐之,吐之,利则止。

症见胸中郁闷疼痛,想让人按压胸部,按后反而有痰涎唾出,腹泻一日十余次,脉象反迟,寸口脉微滑,这是实邪壅塞胸中,可用涌吐法治疗,吐后实邪得去,则腹泻就会停止。

宿食,在上管①者,当吐之。

病人手足厥冷,脉乍结②,以客气③在胸中;心下满而烦,欲食不能食者,病在胸中,当吐之。

宿食停滞在上脘的,应当用涌吐法治疗。

病人手足厥冷,脉象突然现结的,这是实邪壅塞在胸中。由于实邪结于胸中,所以胸脘满闷、烦躁,想饮食却又吃不进东西,应当用吐法治疗。

【注释】

①上管:上脘,就是胃的上端。
②乍结:忽然见到结脉。
③客气:邪气。

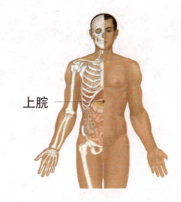

上脘

伤寒论

卷九

卷九 图解伤寒论 辨不可下病脉证并治第二十

【本篇精华】

不可使用攻下法治疗的病症。

【原文】→【译文】

脉濡而弱，弱反在关，濡反在巅，微反在上，涩反在下。微则阳气不足，涩则无血。阳气反微，中风汗出，而反躁烦；涩则无血，厥而且寒。阳微则不可下，下之则心下痞硬。

关脉濡而弱，寸脉反见微，尺脉反见涩。微主阳气不足，涩主阴血亏虚。阳气不足，就容易出现中风多汗，烦躁等症；阴血不足，就会出现形寒怕冷、四肢厥冷等症。阳虚不能用攻下法，误用攻下，就会导致心下痞结胀硬的变症。

动气在左，不可下。下之则腹内拘急，食不下，动气更剧，虽有身热，卧则欲蜷。

脐左有气筑筑然跳动，是肝气虚，不能攻下。误用攻下，就会形成腹中拘挛疼痛，饮食不进，气筑筑然跳动更加厉害，身体虽发热，却要蜷曲而卧。

动气在上，不可下。下之则掌握热烦，身上浮冷①，热汗自泄，欲得水自灌②。

动气在脐的上面，不可用攻下法。误下则会掌心烦热，身体表面发冷，热汗外泄，想要用水浇洗。

【注释】

①浮冷：体表发冷。
②欲得水自灌：想要用水浇洗。

动气在下，不可下。下之则腹胀满，卒起头眩，食则下清谷，心下痞也。

脐下有气筑筑然跳动，是肾气虚，故不能用攻下法。若误用攻下法，则可导致肾阳更虚，阴寒更甚，出现腰部胀满、骤然站起即感头晕、饮食不消化、泻下的全是不消化的食物、心下痞塞等症。

诸虚者，不可下。下之则大渴，

求水者易愈，恶水者剧。

凡属虚症，都不可用下法。如误用下法，就会感觉非常口渴，要喝水的，容易治愈；厌恶饮水的，病情严重。

脉濡而弱，弱反在关，濡反在巅，浮反在上，数反在下。浮为阳虚，数为亡血。浮为虚，数为热。浮为虚，自汗出而恶寒；数为痛，振寒而栗。微弱在关，胸下为急，喘汗而不得呼吸，呼吸之中，痛在于胁，振寒相搏，形如疟状。医反下之，故令脉数发热，狂走见鬼，心下为痞，小便淋漓，少腹甚硬，小便则尿血也。

关脉濡而弱，寸脉反见微，尺脉反见涩。寸脉浮是阳气虚，尺脉数是血气虚。寸脉阳气虚，尺脉血气虚。关脉浮濡沉弱，寸脉反浮，尺脉反数。寸脉浮是阳气虚，故自汗出而恶寒；尺脉数是血虚生热，故身体痛，震颤而寒栗。微弱脉见于关部，胸部以下感到急迫，气喘汗出，而呼吸困难，呼吸之间，胁部作痛，振寒发作，形似疟状。医生反用下法，以致脉数发热，发狂奔跑如见鬼状，心下痞硬，小便淋漓不爽，少腹甚硬，小便则有血尿出。

脉濡而紧，濡则卫气微，紧则荣中寒。阳微卫中风，发热而恶寒，荣紧胃气冷，微呕心内烦。医谓有大热，解肌而发汗，亡阳虚烦躁，心下苦痞坚。表里俱虚竭，卒起而头眩，客热在皮肤，怅怏①不得眠。不知胃气冷，紧寒在关元，技巧无所施，汲水灌其身。客热应时罢，栗栗而振寒，重被而覆之，汗出而冒巅，体惕而又振，小便为微难。寒气因水发，清谷不容间，呕变②反肠出③，颠倒不得安，手足为微逆，身冷而内烦，迟欲从后救，安可复追还。

脉象濡而紧，濡是卫气虚弱，紧是营中受寒。阳气不足，卫中风邪，故发热、怕冷；营受寒邪，胃中虚冷，故微微呕吐、心烦不安。症属阳虚兼表，治当扶阳解表。医生却认为肌表热甚，治疗时单用解肌发表药，致汗出亡阳，故烦躁不安，胃脘部痞胀硬结；表里皆虚，故骤然站起即感头晕，自觉肌表发热，苦闷不能安眠。医生仍不知道胃中虚寒、下焦寒甚，不循辨证论治规律，反而误用冷水浇灌患者身上，患者体表之热虽然可立即消退，却又引起寒栗震颤，须盖几床棉被。结果又导致汗出、头目昏晕、全身筋肉跳动、身体震颤。里寒因用冷水浇灌治疗而更甚，故出现腹泻不止，腹泻完谷不化，脱肛，呕吐，起卧不安，手足微有厥冷，身上发冷而心中烦躁。若治疗稍迟，后果不堪设想。

【注释】

①怅怏：失意不乐的神态。

②呕变：呕吐带有异味。

③反肠出：直肠脱出，即脱肛。

脉浮大，应发汗，医反下之，此为大逆也。

脉象浮大，为表实邪盛，治疗时医生当用发汗法。却反而用攻下法治疗，这是严重的治疗错误。

病欲吐者，不可下。

病泛泛欲吐的，不可攻下。

夫病阳多者热，下之则硬。

凡病属阳气亢盛的发热，不能攻下。若误用攻下，则会引起心下痞结胀硬的变症。

伤寒发热，口中勃勃①气出，头痛目黄，衄不可制，贪水者，必呕，恶水者厥。若下之，咽中生疮，假令手足温者，必下重便脓血。头痛目黄者，若下之，则目闭。贪水者，若下之，其脉必厥，其声嘤②，咽喉塞。若发汗，则战栗，阴阳俱虚。恶水者，若下之，则里冷不嗜食，大便完谷出；若发汗，则口中伤，舌上白胎，烦躁。脉数实，不大便六七日，后必便血；若发汗，则小便自利也。

外感病，发热，口中热气勃勃而出，头痛，眼睛发黄，衄血不止，若想要喝水的，喝水后就一定呕吐；不愿喝水的，就会产生手足厥冷。若误用攻下，就会引起咽中溃烂生疮，其手足温暖的，还会出现泻下脓血、里急后重的症状。患者头痛、眼睛发黄的，如果误用攻下法，就会导致双目紧闭懒睁。患者想喝水的，如果误用攻下法，就会引起脉厥、声音不清晰、咽喉闭塞疼痛的症状；误用发汗，就会导致阴阳皆虚，出现畏寒战栗的症状。患者不愿喝水的，如果误用攻下，致阴寒内感，就会出现不思饮食、大便完谷不化的症状；误用发汗，就会引起口中生疮、烦躁不安、舌生白苔等变症。如果脉象数实，六七天不解大便的，是热郁于内，以后可能会出现便血；倘若治疗时再用发汗法，则会引起小便自遗的变症。

【注释】

①勃勃：出气粗盛貌。
②声嘤：声音不明了。

卷九 图解伤寒论 辨可下病脉证并治第二十一

【本篇精华】

1. 可下病的病症；
2. 可下病的治疗方法。

【原文】→【译文】

大法，秋宜下。

就一般的治疗原则而言，秋季适宜使用攻下法。

凡可下者，用汤①胜丸散②，中病便止，不必尽剂也。

凡可以用攻下药的病症，采用汤剂，比丸散剂力量大，疗效速。服攻下药得大便一通，就应当停止服用，不需要服完全剂。

【注释】

①汤：煎剂。
②丸散：丸（或作圆），即丸剂；散，即散剂。

下利，不欲食者，以有宿食故也，当下之，宜大承气汤。

腹泻，不想进食，是因为体内有宿食的缘故，应当治以下法，宜用大承气汤。

下利差后，至其年月日时复发者，以病不尽故也，当下之，宜大承气汤。

腹泻愈后，到了次年的同一时间又复发的，这是病邪未除尽的缘故，应当攻下，宜用大承气汤。

病腹中满痛者，此为实也，当下之，宜大承气、大柴胡汤。

病腹部胀满疼痛的，这是因为里有实邪阻滞，应当治以攻下，宜用大承气汤或大柴胡汤。

下利，脉反滑，当有所去，下乃愈，宜大承气汤。

腹泻，脉反见滑的，为宿食停滞于内的征象，攻下宿食就可痊愈，宜用大承气汤。

伤寒后，脉沉，沉者，内实也，下之解，宜大柴胡汤。

患伤寒病后，脉沉有力，脉沉，

辨可下病脉证并治第二十一

标志着内有实邪，用下法可解，宜用大柴胡汤。

脉双弦而迟者，必心下硬；脉大而紧者，阳中有阴也，可下之，宜大承气汤。

掌叶榕脉象左右都弦而迟的，是寒饮内停的征象，患者多有心下痞胀硬结。脉象大而紧的，是阳盛邪实的征象，可以攻下，适宜用大承气汤主治。

伤寒论

卷十

卷十

图解伤寒论
辨发汗吐下后脉证并治第二十二

此第十卷，第二十二篇，凡四十八证，前三阴三阳篇中，悉具载之。

此以下诸方，于随卷本证下虽已有，缘止以加减言之，未甚明白，似于览者检阅未便，今复校勘，备列于后：

《桂枝加葛根汤方》

桂加葛根走经输，项背几几反汗濡，
解肌驱风滋经脉，用治柔痉理不殊。

药物组成： 葛根12克，麻黄（去节）9克，芍药6克，生姜（切）9克，甘草（炙）6克，大枣（擘）12枚，桂枝（去皮）6克。

功能主治： 解肌发表，生津和营。治太阳病，项背强几几，反汗出恶风者。

用法用量： 上七味，以水1升，先煮麻黄、葛根，减200毫升，去上沫，纳诸药，煮取300毫升，去滓，温服100毫升。覆取微似汗。调养如桂枝汤法。

方义方解： 桂枝加葛根汤证是外感风寒，太阳经气不舒，津液不能敷布，经脉失于濡养，所以项背强几几。但有汗出来风，是表虚。所以用桂枝汤减少桂、芍用量，加葛根，取其解肌发表，生津舒筋之功。

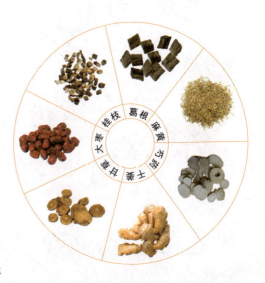

《桂枝加厚朴杏子汤方》

桂加厚朴杏子仁，喘家中风妙如神，
如今肺炎求治法，媲美麻杏说与君。

药物组成： 桂枝（去皮）9克，甘草（炙）6克，生姜（切）9克，芍药9克，大枣（擘）12枚，厚朴（去皮，炙）6克，杏仁（去皮、尖）50枚。

功能主治：解肌发表，下气平喘。治素患喘病，外感风寒，恶寒发热，头痛自汗，鼻塞喘咳者。

用法用量：上七味，以水七升，微火煮取三升，去滓。温服一升，覆取微似汗。

加减化裁：如寒喘加百部；心阳不足，心血瘀阻之心痛加赤芍，丹参，琥珀；中虚湿阻之胃痛加赤芍，元胡，法半夏，良姜；小儿咳喘加僵蚕，前胡。

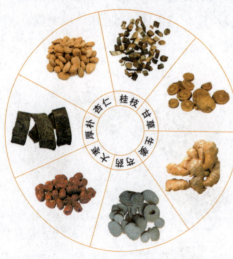

桂枝加附子汤方

桂加附子治有三，风寒肢痛脉迟弦，
汗漏不止恶风甚，肌肤麻木卫阳寒。

药物组成：桂枝（去皮）9克，芍药9克，甘草9克（炙），生姜（切）9克，大枣（擘）12枚，附子（炮）6克。

功能主治：调和营卫，回阳固表。

治太阳病发汗太过，遂致汗出不止，恶风，小便难，四肢拘急，难以屈伸者。

用法用量：上六味，以水700毫升，煮取300毫升，去滓，每次，100毫升，温服。调养如桂枝汤法。

方义方解：①《医方考》：用桂枝汤，所以和在表之营卫；加附子，所以壮在表之元阳。与桂枝汤解在表之寒湿，加附子以温寒湿。②《伤寒来苏集》：用桂枝以补心阳，阳密则漏汗自止矣。坎中阳虚，不能行水，必加附子以回肾阳，阳归则小便自利矣。内外调和，则恶风自罢，而手足便利矣。③《古方选注》：桂枝加附子，治外亡阳而内脱液。熟附虽能补阳，终属燥液，四肢难以屈伸，其为液燥，骨属不利矣。仲景以桂枝汤轻扬力薄，必籍附子刚烈之性直走内外，急急温经复阳，使汗不外泄，正以救液也。

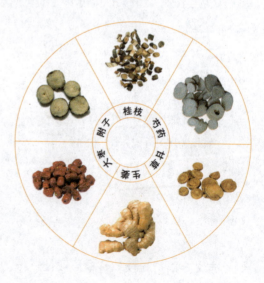

桂枝去芍药汤方

桂枝去芍义何居,胸满心悸膻中虚,
若见咳逆和短气,桂甘姜枣治无遗。

药物组成: 桂枝(去皮)9克,甘草(炙)6克,生姜(切)9克,大枣(擘)12枚。

功能主治: 治太阳病,下之后,脉促胸满者。

用法用量: 上四味,以水700毫升,煮取300毫升,去滓,温服100毫升。调养如桂枝汤法。

方义方解: ①《尚论篇》:用桂枝之辛甘,以亟散太阳之邪;其去芍药之意,酸收二字不足尽之,以误下故不敢用,恐其复领阳邪下入腹中也。②《伤寒贯珠集》:邪气仍在阳分,故桂、甘、姜、枣甘辛温药,从阳引而去之;去芍药者,恐酸寒气味,足以留胸中之邪,且夺桂枝之性也。

桂枝去芍药加附子汤方

桂枝去芍避阴寒,加附助阳理固然,
脉促无力舌质淡,胸痹治法非等闲。

药物组成: 桂枝9克(去皮),甘草(炙)、生姜(切)各6克,大枣(擘)12枚,附子(炮)5克。

功能主治: 治太阳病,误用下法后,脉促胸满,微恶寒者。

用法用量: 上五味,以水700毫升,煮取300毫升,去滓,温服100毫升。调养如桂枝汤法。

方义方解: ①《注解伤寒论》:与桂枝汤以散客邪,通行阳气;芍药益阴,阴虚者非所宜,故去之。阳气已虚,若更加之微寒,则必当温剂以散之,故加附子。②《内台方议》:阳虚阴盛,邪在胸中,不可发汗,只得与附子以复阳温经,与桂枝以散其邪也。③《伤寒来苏集》:桂枝汤阳中有阴,去芍药之酸寒,则阴气流行,而邪自不结,即扶阳之剂矣。若微恶寒,则阴气凝聚,恐姜、桂之力不能散,必加附子之辛热。

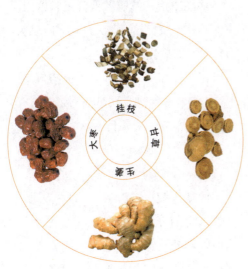

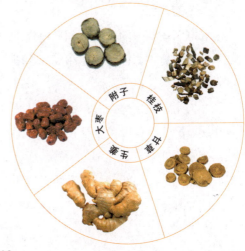

桂枝麻黄各半汤方

桂加麻杏名各半，肌表小邪不得散，
面有热色身亦痒，两方合用发小汗。

药物组成： 桂枝5克（去皮），芍药、生姜（切）、甘草（炙）、麻黄（去节）各3克，大枣4枚（擘），杏仁（汤浸，去皮、尖及两仁者）24枚。

功能主治： 治太阳病，得之八九日，如疟状，发热恶寒，热多寒少，一日二三度发，面色反有热色，无汗，身痒者。

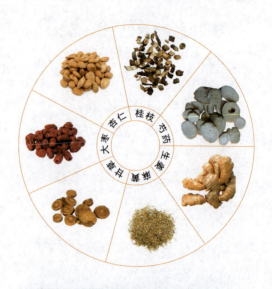

用法用量： 上七味，以水500毫升，先煮麻黄一二沸，去上沫，纳诸药，煮取210毫升，去滓，每次温服70毫升，半日许服尽。调养如桂枝汤法。

方义方解： 本案系邪微表郁，宜和营卫，小发汗，为太阳病兼变治法。患者身热，头痛，无汗，为麻黄汤症；脉浮缓，恶风，为桂枝汤症。病延时日已久，表邪已微，不宜用麻黄汤峻发其汗，既不得汗出，也不是桂枝汤所能解。此时单用一方均不适合，而与桂麻各半汤，却能双方面照顾，两全其美。本方为桂枝汤和麻黄汤两方的合剂，剂量很轻，是一个偶方轻剂。桂枝汤调和营卫，所以为发汗之地，麻黄汤疏达皮毛，所以为无汗之用，而白芍、甘草、大枣之酸收甘缓，配生姜、麻黄、桂枝之辛甘发散，有刚柔并济，从容不迫之妙，所以服后能收到小汗邪解的效果，而无过汗伤正的流弊。

桂枝二麻黄一汤方

桂枝二麻黄一汤，杏仁芍药草枣姜；
表证所在形似疟，小调微发其汗畅。

药物组成： 桂枝（去皮）5.4克，芍药、生姜（切）各3.7克，麻黄（去节）2.1克，杏仁（去皮尖）2.5克，甘草（炙）3.2克，大枣（擘）5枚。

功能主治： 解肌散邪，小和营卫。主太阳病，服桂枝汤，大汗出，脉洪大，形似疟，1日再发者。

用法用量： 以水5升，先煮麻黄1～2沸，去上沫，纳诸药，煮取2升，去滓，温服1升，1日2次。本云：桂枝汤2分，麻黄汤1分，合为2升，分再服，今合为1方。将息如前法。

加减化裁： 咳嗽者，加款冬花、紫菀以宣降肺气；咽痛者，加牛蒡子、桔梗以利咽止痛；项强者，加羌活、葛根以舒筋活络；胸闷者，加枳实、柴胡以行气宽胸解郁。

方义方解：本方功能调和营卫，微发其汗。由于邪气羁留于皮毛肌肉之间，固非桂枝汤之可解，已经汗过，又不宜麻黄汤之峻攻，故取桂枝汤2/3，麻黄汤1/3，合而服之，再解其肌，微开其表，寓发汗于不发之中，此又用桂枝后更用麻黄法也。

运用：太阳中风轻证，因邪郁于营卫，单用桂枝汤减量，尚有药力单薄。治疗在用桂枝汤调和营卫之时，还当配以少量麻黄汤变方以宣发营卫之郁，在调和营卫之际，营卫郁滞之病机因之而解。

本方以发热、头痛、汗出、恶寒、苔薄白、脉浮为辨证要点。现代用于治疗感冒及流行性感冒轻型者及荨麻疹、风疹、皮肤干燥综合征、支气管炎等病证而见上述证机者。

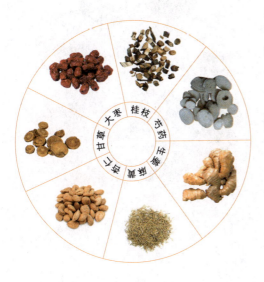

桂枝去桂加茯苓白术汤方

桂枝汤中去桂枝，苓术加来利水湿，
小便不利心下满，头项强痛热翕翕。

别名：白术茯苓汤、茯苓白术汤、桂枝去桂加苓术汤。

药物组成：芍药、生姜（切）、白术、茯苓各45克，甘草（炙）30克，大枣（擘）12枚。

功能主治：利水通阳。主太阳病服桂枝汤，或下之，仍头项强痛，翕翕发热，无汗，心下满微痛，小便不利者。

用法用量：六味，以水8升，煮取3升，去滓，温服1升。小便利则愈。

各家论述①《尚论篇》：在表之风寒未除，而在里之水饮上逆，故变五苓两解表里之法，而用茯苓、白术为主治。去桂者，以已误不可复用也。然桂枝虽不可用，其部下诸属，皆所必需。倘并不用芍药以收阴，甘草、姜、枣以益虚而和脾胃，其何以定误汗、误下之变耶？故更一主将，而一军用命甚矣，仲景立方之神也。②《伤寒贯珠集》：表邪挟饮者，不可攻表，必治其饮而后表可解。桂枝汤去桂加茯苓、白术，则不欲散邪于表，而但逐饮于里，饮去则不特满痛除，而表邪无附，亦自解矣。③《古方选注》：苓、术、芍、甘，治太阳里水法也。解肌或下，水邪不去，而反变症，是非解肌者矣，当去桂枝，而以苓、术、生姜代桂枝行阳，存芍药以收阴；不取辛甘发散于表，取苓、芍约阴利水，甘、枣培土制水，即太阳入里用五苓表里两解之义也。④《伤寒论类方》：凡方中有加减法，皆佐使之药，若去其君药，则另立方名。今去桂枝为名，所不可解。殆以此方虽去桂枝，而意仍不离乎桂枝也。

先煮葛根、麻黄，减至800毫升，去白沫，纳诸药，煮取300毫升，去滓，温服100毫升，覆取微似汗。

加减化裁：呕吐甚者，加紫苏、黄连；眩晕甚者，加天麻；项背强者，加葛根、羌活、独活；腹痛者，加陈皮、白术、木香、槟榔。

方义方解：本方即葛根汤加半夏，用葛根汤以解表散寒而和中，加半夏以降逆止呕涤饮而安胃气。

运用：本方以发热、恶风寒、无汗、头痛、胃脘疼痛、呕吐、舌淡、舌苔薄白、脉紧或浮为辨证要点。可用于治疗西医临床中的急、慢性肠胃炎，慢性非特异性溃疡性结肠炎，肠胃型感冒等。只要符合其主治病变证机，也可加减运用，辅助治疗慢性支气管炎等。

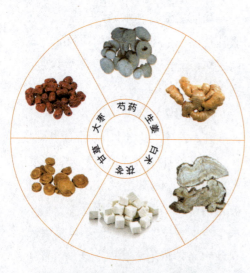

葛根加半夏汤方

葛根加夏用半升，归芍姜草二两匀；
三麻四葛枣十二，但呕不利服之平。

药物组成：葛根12克，麻黄（去节）、半夏（洗）各9克，甘草（炙）、芍药、桂枝（去皮）、生姜（切）各6克，大枣（擘）12枚。

功能主治：发汗解表，舒筋止呕。治外感风寒，头痛，项背强直拘急，无汗，口不渴，呕逆，苔白，脉浮者。

用法用量：上八味，以水1升，

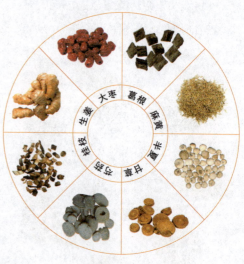

栀子甘草豉汤方

栀子豉汤治虚烦，懊憹颠倒不得眠，呕吐少气加姜草，胸室结痛药不添。

药物组成：栀子（劈）9克，甘草（炙）6克，香豉绵裹）4克。

功能主治：清气分热。治栀子豉汤证，兼见少气者。

用法用量：以水400毫升，先煮栀子甘草，取200毫升，纳豉，煮取150毫升，去滓，分二服，温进一服。得吐者，止后服。

加减化裁：本方加丹参、玉竹、寸冬、生山药、茯苓治热扰胸膈；本方加炒枣仁、合欢皮、郁金、桔梗、枳壳亦治热扰胸膈；本方加川芎、苦酒治产后血虚气陷；本方加苦参、黄柏治肛门周围瘙痒；本方加枳实、旋覆花治噎嗝食不下。

栀子生姜豉汤方

栀子豉汤治虚烦，懊憹颠倒不得眠，呕吐少气加姜草，胸室结痛药不添。

药物组成：栀子9克（劈），生姜15克，香豉（绵裹）4克。

功能主治：治栀子豉汤证兼见呕吐者。

用法用量：以水400毫升，先煮栀子、生姜，取200毫升，纳豉，煮取150毫升，去滓，分二服，温进一服。得吐者，止后服。

加减化裁：栀子豉汤证兼有呕吐者加法半夏；便血加地榆炭；胃脘痛加桂枝、香附、砂仁、元胡。

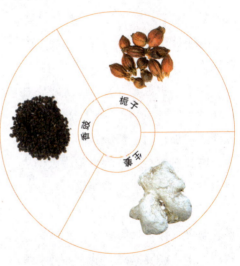

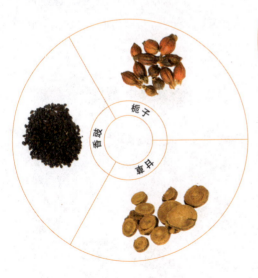

柴胡桂枝汤方

小柴原方取半煎，桂枝汤入复方全。阳中太少相因病，偏重柴胡做仔肩。

别名：柴胡加桂汤（《三因极一病证方论》卷四）。

药物组成：桂枝（去皮）、黄芩、人参、芍药、生姜各4.5克，甘草（炙）3克，半夏7.5克，大枣6枚（擘），柴胡12克。

功能主治：解表和里。主伤寒六七日，发热微恶寒，支节烦痛，微呕，心下支结，表证未解者。

用法用量：上药九味，用水700毫升，煮取300毫升，去滓温服100毫升。

加减化裁：如见胸中烦而不呕，去半夏、人参、加瓜蒌根；腹中痛，去黄芩，加芍药；胁下痞硬，去大枣，加牡蛎；心下悸、小便不利，去黄芩，加茯苓；不渴，外有微热，去人参，加肉桂；咳者，去人参、大枣、生姜，加五味子、干姜。妇人热入血室、热伤阴血，加生地、丹皮；瘀血内结，少腹满痛，去人参、甘草、大枣，加延胡索、归尾、桃仁；兼寒者，加肉桂；气滞者，加香附、郁金。

方义方解：本方为少阳、太阳表里双解之轻剂，取小柴胡汤、桂枝汤各半量，合剂制成。桂枝汤调和营卫，解肌辛散，以治太阳之表，小柴胡汤和解少阳，宣展枢机，以治半表半里。方用柴胡透泄少阳之邪从外而散，疏泄气机之郁滞，黄芩助柴胡以清少阳邪热，柴胡升散，得黄芩降泄，则无升阳劫阴之弊；半夏、生姜降逆和胃，人参、大枣扶助正气，俾正气旺盛，则邪无内向之机，可以直从外解。

运用：柴胡桂枝汤作为小柴胡汤和桂枝汤的合方，源为伤寒太阳少阳合病而设。既有和解少阳，解肌发表之功，可治外感伤寒太少两阳之病，又有外和营卫，内调气血之效，可治内外杂病营卫气血经脉不通之病。

临床常用治太少同感、发热、咳嗽、喘证、胁痛、胃脘痛、呕吐、痹症、水肿等病症。也有报道可治疗癫痫、夜尿症、胆石症、胆囊炎、肝炎、胰腺炎、眩晕症、胸膜炎、肋间神经痛、胃及十二指肠溃疡、急性肾盂肾炎、流行性出血热轻型、慢性鼻窦炎、荨麻疹、产后发热、原因不明的发热、儿童精神性起立调节障碍、小儿厌食证等病症，具有少阳兼太阳病机者。

注意：外感病邪在表或已入里，一般不宜用本方，如需应用，则应酌情加减，疟疾需要本方时，宜加抗疟药同用。

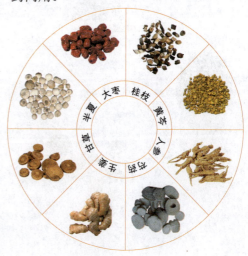

黄芩加半夏生姜汤方

黄芩原方加夏姜，呕吐下利胃肠伤，
太少合病邪热淫，苦降辛开治少阳。

药物组成：黄芩9克，芍药、甘草（炙）、半夏（洗）各6克，大枣（擘）12枚，生姜4.5克（切。一方9克）。

功能主治：治伤寒，太阳与少阳合病，自下利而兼呕者。

用法用量：上六味，以水1升，煮取300毫升。去滓，每次温服100毫升。

加减化裁：治伏气发温，内挟痰饮，痞满咳嗽加枳实、白术、桔梗、浙贝母；少阳胆热加黄连、龙胆草、诃子肉；急性胃肠炎加藿香、佩兰、黄连、枳壳、厚朴、茯苓；急性肠炎加白头翁、马齿苋。

方义方解：此于黄芩汤加半夏、生姜，即黄芩汤与小半夏汤合方，故治二方的合并证。

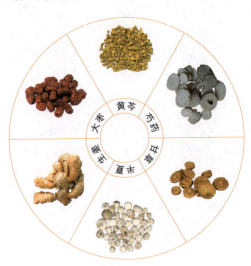

通脉四逆加猪胆汁汤

通脉四逆治亡阳，再加胆汁救阴伤，
吐已下断烦呕甚，津液枯竭用此汤。

别名：四逆加猪胆汤、四逆加猪胆汁汤。

药物组成：甘草（炙）60克，干姜90克（强人可120克），附子（大者）1枚（生，去皮，破8片），猪胆汁0.5毫升（无猪胆，以羊胆代之）。

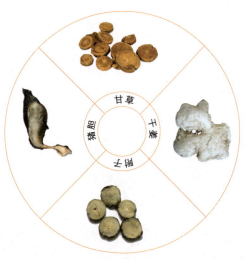

功能主治：回阳救阴。霍乱，吐已下断，汗出而厥，四肢拘急不解，脉微欲绝者。

用法用量：上4味，以水3升，煮取1升2合，去滓，内猪胆汁，分温再服。其脉即来。

方义方解：《历代名医良方注释》：此方回阳救阴，双管齐下，乃治霍乱吐下将止，阴阳气并竭，故为此两两斡旋之方也。一方面仍用通脉扶阳，一面重加胆汁益阴。胆汁气血有情，味苦健胃,能刺激神经,鼓舞细胞,奋起一身体工机能,此方将通脉之辛温,融纳于胆汁润沃之中。就阳方面解说,为激发阴气,以为藏起亟之本;就阴方面解说,为维护残阳,以为摄阳奠定之根。方注曰分温再服,其脉即出,履险如夷,煞具旋乾转坤,拨乱反正手段,此中分际,此项疗法,岂但从治、岂但正治,学者所当深深体认也。